Mary Valentis
John Valentis

Liebesintelligenz

Mary Valentis
John Valentis

Liebesintelligenz

Wie Sie mit Herz und Verstand Ihre Partnerschaft intensivieren

Aus dem Amerikanischen übersetzt von Ulrike Laszlo

mvg Verlag

Bibliografische Information der Deutschen Bibliothek
Die Deutsche Bibliothek verzeichnet diese Publikation in der Deutschen Nationalbibliografie; detaillierte bibliografische Daten sind im Internet über http://dnb.ddb.de abrufbar.

Titel des Originals: Romantic Intelligence
Aus dem Amerikanischen übersetzt von Ulrike Laszlo.

Umschlaggestaltung: Coverdesign Uhlig, Bobingen
Redaktion: Angela Troni
Satz: Redline GmbH, J. Echter
Druck und Bindearbeiten: Himmer, Augsburg
Printed in Germany 06186/030501
ISBN 3-636-06186-0

John widmet dieses Buch seiner Freundin Sylvia Thaler.
Mary widmet dieses Buch ihrer Freundin Shirley Belden.

Inhalt

Testen Sie Ihre Liebesintelligenz

Verhalten Sie sich in der Liebe ebenso klug wie im Leben?

1. Liebe auf den ersten Blick geschieht:
   (a) ständig
   (b) selten
   (c) wenn man danach sucht
   (d) nie

2. Der Unterschied zwischen Liebe und Verliebtheit ist:
   (e) es gibt keinen Unterschied
   (f) Verliebtheit ist romantischer
   (g) Liebe bezieht sich eher auf die gesamte Person
   (h) Liebe ist ehrlicher

3. Liebesintelligenz beginnt mit:
   (i) Selbstbewusstsein
   (j) einer höheren Schulbildung
   (k) sexueller Erfahrung
   (l) romantischer Erfahrung

4. Im Leben sollte man sich leiten lassen von:
   (a) dem Herz
   (b) dem Verstand
   (c) einer Kombination von beidem
   (d) ohne vorgefasste Meinungen

5. Heutzutage basiert Kompatibilität eher auf:
   (a) Religion und ethnischem Hintergrund

(b) emotionalem Niveau
(c) Bildungsniveau
(d) wirtschaftlichem Niveau

6. Sexuelle Intimität und emotionale Intimität sind:
(a) dasselbe
(b) schließen sich gegenseitig ein
(c) schließen sich gegenseitig aus
(d) können beide miteinander und ohneeinander vorkommen

7. Je besser man in der Schule abschließt, umso besser ist man in Bezug auf:
(a) Beziehungen
(b) die Lösung mathematischer Probleme
(c) wirtschaftlichen Erfolg
(d) die eigene Gesundheit

8. Romantisches Einfühlungsvermögen ist die Fähigkeit:
(a) die Gefühle des Partners widerzuspiegeln
(b) die Gefühle des Partners intuitiv wahrzunehmen
(c) die Gefühle des Partners nachzuahmen
(d) die Gefühle des Partners zu beeinflussen

9. Romantisches Gedankenlesen kommt vor, wenn:
(a) man die Gedanken des Partners lesen kann
(b) man übersinnliche Kräfte besitzt
(c) der Partner die eigenen Gedanken lesen und die Gefühle wahrnehmen kann
(d) man vom Partner erwartet, dass er weiß, was man denkt und fühlt

10. Eifersucht bei Ihnen oder Ihrem Partner bedeutet:
(a) Sie empfinden große Zuneigung
(b) Sie sind unsicher
(c) Sie haben gute Gründe dafür
(d) Es gibt eigentlich etwas anderes, das Sie stört

11. Wenn es darum geht, in einer Partnerschaft Gefühle auszudrücken, ist es besser:
    (a) nie ein Blatt vor den Mund zu nehmen
    (b) seine Gefühle offen zum Ausdruck zu bringen
    (c) jede Situation individuell zu beurteilen
    (d) sich darauf zu verlassen, dass der Partner weiß, was man fühlt

12. Emotionale Untreue bedeutet:
    (a) den Partner betrügen
    (b) seiner besten Freundin/seinem besten Freund alles erzählen
    (c) das Gefühlsleben spielt sich außerhalb der eigentlichen Beziehung ab
    (d) dem Partner nicht die Wahrheit über seine Gefühle sagen

13. Ein wichtiges Anzeichen dafür, dass Sie Ihre Beziehung beenden sollten, ist:
    (a) Sie verlieren sich selbst
    (b) Ihr Partner betrügt Sie
    (c) Sie hassen die Familie Ihres Partners
    (d) Sie streiten ständig

14. Normalerweise fühlen Sie sich eher zu jemandem hingezogen, der:
    (a) anders ist als Sie selbst
    (b) Sie an Ihre Mutter oder Ihren Vater erinnert
    (c) Ihnen sehr gleicht
    (d) Sie zum Lachen bringt

15. Sie und Ihr Partner nützen Ihre giftigen oder negativen Emotionen, um:
    (a) Anreize zu schaffen
    (b) Spannungen und Ängsten Ausdruck zu verleihen
    (c) Ihre Fantasien zu erforschen
    (d) sich näher zu kommen

16. Authentischen Sex zu haben bedeutet:
    (a) zu wissen, was man will
    (b) dem Partner etwas vorzuspielen
    (c) den Partner zu befriedigen
    (d) alle oben genannten Punkte

17. Jemanden mit Hilfe von Liebesintelligenz online näher kennen zu lernen bedeutet:
    (a) alle Hemmungen fallen zu lassen
    (b) mit der eigenen Identität zu experimentieren
    (c) sich vorsichtig zu verhalten
    (d) sich nicht selbst zu beurteilen

18. Weitsicht in der Liebe bedeutet:
    (a) dem Partner tief in die Augen zu blicken
    (b) sich den Charakter des potenziellen Partners genau anzuschauen
    (c) dem Partner beizubringen, einen anzusehen
    (d) mögliche Fehler am Partner zu entdecken

19. Ausdauer in der Liebe ist die Fähigkeit,
    (a) mit einem Geliebten abzurechnen
    (b) eine Partnerschaft durch schlechte Zeiten zu manövrieren
    (c) die Leidenschaft in der Partnerschaft aufrechtzuerhalten
    (d) die eigenen Gefühle zu Gunsten der Partnerschaft zu ignorieren

20. Wenn man mit seinem Partner bei einem wichtigen Thema uneins ist, sollte man:
    (a) sie oder ihn verlassen
    (b) versuchen, sie oder ihn vom eigenen Standpunkt zu überzeugen
    (c) das Thema fallen lassen und akzeptieren, dass es verschiedene Meinungen gibt
    (d) versuchen, einen Kompromiss zu finden

Die Testauswertung finden Sie im Anhang auf Seite 251.

EINLEITUNG

Liebe in einer schönen neuen Welt

Nur unsere Emotionen sind zu hundert Prozent ehrlich.
ANONYM

Daniel Goleman zog mit seinem bahnbrechenden Buch *Emotionale Intelligenz* die Aufmerksamkeit der Öffentlichkeit auf die ‚emotionale Intelligenz' oder darauf, was er EQ nannte, den emotionalen IQ.

In seinem Buch beschreibt er eine Reihe von Einstellungen, persönlichen Qualitäten und zwischenmenschlichen Fähigkeiten, die, einmal bewusst gemacht, Millionen Lesern eine bisher unbeachtete Dimension der menschlichen Intelligenz eröffnet. Goleman stellt fest, dass angelesenes Wissen oder hohe Intelligenz im akademischen Sinn zwar darauf schließen lassen, wie gut jemand mathematische Probleme lösen kann oder ob für ihn eine Karriere als Professor in Frage käme, jedoch keine Garantie für ein erfülltes Privatleben oder menschliche Errungenschaften darstellt. Um das Leben zu meistern, bedarf es mehr als eines überragenden IQs. Ihr emotionaler Quotient – Ihr EQ – ist ein verlässlicherer Indikator für befriedigende Beziehungen und Erfolg im Leben als Ihr Intelligenzquotient, der traditionelle IQ. Denn Ihr EQ ist der Gradmesser Ihrer emotionalen Tiefe und Gewandtheit.

Liebesintelligenz ist ein Crashkurs, der zeigt, wie man in einer Partnerschaft seine emotionale Intelligenz nutzen kann, um sein Liebesleben intensiver zu gestalten. ‚Die Kombination der Wörter ‚Liebe' und ‚Intelligenz' mag seltsam anmuten, doch wie viele wohlmeinende Menschen mit hohem Bildungsniveau kennen Sie, die bei Problemen mit ihrem Partner oder bei dem Versuch, sich selbst zu verstehen, scheitern? Sie mögen vielleicht die Nuancen wissenschaftlicher Theorien oder von Streichquartetten begreifen, doch wenn es um die Liebe geht, tappen sie im Dunkeln. Ihnen fehlt die ‚Liebesintelligenz' oder die unschlagbare Kombination, die Jane Austen vor fast zwei Jahrhunderten in ihrem Roman *Verstand und Gefühl* beschrieb: ein scharfer Verstand und eine leidenschaftliche Natur – die beiden Komponenten der emotionalen Intelligenz.

Heutzutage erleben wir in unseren Partnerschaften so starken Druck, dass es immer häufiger zu Burnouts kommt. Beziehungen ‚verschleißen' sich schneller als bei früheren Generationen, und die ‚Regeln' zwischen den Partnern ändern sich rascher als unsere Fähigkeit, sie zu verstehen und uns darauf einzustellen. Durch diese Beschleunigung und durch unsere größere Freiheit zu entscheiden, mit wem wir zusammen sein wollen und wie wir leben möchten, gestaltet sich der gekonnte Umgang mit Partnerschaften wesentlich komplexer und herausfordernder als früher. Um in der modernen Welt einen Sinn in der für unsere Beziehungen so charakteristischen Unstetheit und den Turbulenzen zu sehen, brauchen wir eine Form von Intelligenz, die starke soziale Fähigkeiten, Ichbewusstsein, eine gesunde emotionale Selbstverwaltung und eine genaue, anhaltende Wahrnehmung unseres Umfelds beinhaltet – mit anderen Worten: Wir müssen bewusst leben.

Wo kann man diese Fähigkeiten erlernen? Außer denjenigen, die Verhaltensweisen erforschen und studieren – Psychologen, Soziologen, Anthropologen, Motivationsexperten und einige Philosophen –, lernen nur wenige von uns in der Schule, mit Gefühlen umzugehen. An keiner akademischen Institution kann man die Fächer ‚aktives Zuhören' oder ‚Problemlösung in Beziehungen' belegen. Wenn es um Ihr Liebesleben geht, erfahren Sie vielleicht Anteilnahme und Unterstützung oder erhalten Ratschläge von Freunden und Familienmitgliedern, aber letztendlich sind Sie auf sich allein gestellt.

Wenn Sie Single sind, orientieren Sie sich möglicherweise an Hollywood, Sitcoms oder stereotyp aufgebauten Liebesromanen. Oder Sie halten sich für einen Experten in Liebesangelegenheiten, bis Ihr Partner Ihnen zu Ihrem Entsetzen haarklein erklärt, was er an Ihnen alles nicht leiden kann, und sich lautstark fragt, ob er wirklich mit Ihnen zusammenbleiben soll. In einem solchen Augenblick stürzt Ihr IQ ab. Sie sind zutiefst erschüttert, und Ihr emotionaler Sinn übernimmt das Kommando.

Anstatt nun diesen Schlag aufzufangen, Ihre Gefühle zu verarbeiten und herauszufinden, was tatsächlich geschieht, lassen Sie es zu, dass Ihr Bewusstsein zur Geisel Ihrer „kochenden" Emotionen wird. Starke Gefühle wie Furcht, Zorn, körperliche Begierde, Eifersucht, Neid und Trauer triumphieren über Ihre besten Absichten und erzeugen nicht selten Hilflosigkeit und Machtlosigkeit. Diese Gefühlsregungen veranlassen Sie dann, zurückzuschlagen – meist mit bedauerlichen Konsequenzen – oder in Ihrer Fantasie ausgeklügelte Rachepläne zu schmieden.

Wenn Sie verliebt sind, neigen Sie besonders dazu, den Kopf zu verlieren, und verlassen sich bei wichtigen Entscheidungen hauptsächlich auf Ihr Herz und auf erotische Impulse. Wenn zu diesen stark wirksamen biochemischen Körperreaktionen Ihre Hormone hinzukommen – die von der Natur nun mal dafür gedacht sind, das Fortbestehen der menschlichen Rasse zu sichern, und nicht der Förderung langjähriger Partnerschaften dienen –, dann liegt mit großer Wahrscheinlichkeit eine Mischung aus Romantik und intellektuellem Schwund vor. Das heißt: Ihr Verstand arbeitet auf Sparflamme, und Ihr Körper ist anderweitig beschäftigt. In allen anderen Dingen mögen Sie sich sehr klug verhalten, doch in der Liebe benehmen Sie sich wie der sprichwörtliche Narr. Selbst wenn Sie sich mit einem Seelenverwandten zusammentun, kann eine Beziehung, die einmal viel versprechend aussah, erfüllt war von gemeinsamen Träumen und viele Möglichkeiten zu bieten schien, sehr schnell zerbrechen, sofern Ihnen das emotionale Know-how fehlt, um diese Liebe aufrechtzuerhalten.

Geschehnisse und Menschen zu verstehen und zu analysieren oder die Realität intellektuell, also mit der Kraft Ihres Verstands, zu begreifen ist eine Sache – das Gleiche auf emotionaler Ebene oder aus dem Bauch heraus zu beherrschen eine ganz andere. Schließlich werden Sie nicht von Ihrem Intellekt, sondern von Ihren Leidenschaften regiert. Intensive Gefühle wie Schmerz, Ärger, Eifersucht, sogar Hass können Sie übermannen, wenn Sie Ihren komplexen, fest programmierten emotionalen Schaltkreis nicht verstehen und lernen, ihn zu steuern.

Sollten Sie trotz bester Absichten und des guten Vorsatzes, sich in der nächsten Beziehung besondere Mühe zu geben, schon einige fehlgeschlagene Partnerschaften hinter sich gebracht haben, so werden Sie auch in Zukunft höchstwahrscheinlich an den gleichen Schwachstellen scheitern und ähnliche Enttäuschungen erleben. Nützen Sie jedoch die Kraft Ihrer Liebesintelligenz und eignen sich die in diesem Buch beschriebenen Fähigkeiten an, so können Sie diesen Kreislauf der Déjà-vu-Erlebnisse durchbrechen. Verstand allein reicht nicht aus, um glücklich zu werden und die Fähigkeit zu fördern oder zu vertiefen, eine beiderseits befriedigende langjährige Partnerschaft zu führen und sich darin zu entwickeln. Sie sind kein Geschöpf, das aus Logik und Vernunft besteht. In Ihren Liebesbeziehungen sind Ihre Emotionen an der Macht und bestimmen Ihre ‚Logik' und Ihren ‚Verstand'.

Emotionen und Leidenschaft

Liebe ist ein dreidimensionales Gebilde aus Gedanken, Emotionen und physischer Anziehung. Das Denkelement ist der Aspekt der Liebe, der beinhaltet, wie Sie zu Beziehungen im Allgemeinen stehen, wie Sie sich selbst in Bezug auf Romantik und Intimität sehen und was Sie von Ihrem Partner und Geliebten erwarten. Das emotionale Element der Liebe setzt sich daraus zusammen, wie Sie sich selbst und Ihren Partner sehen, wie Sie emotionale Beziehungen beginnen oder beenden, welche Ängste Sie in Partnerschaften entwickeln, wie Sie empfinden, wenn Sie jemandem sehr nahe kommen oder ihn verlieren, wie eifersüchtig Sie sind und wie besitzergreifend Sie werden können. Der physische Aspekt umfasst die sexuelle Komponente der Partnerschaft, den Grad der gegenseitigen Zuneigung und die Art, wie Begehren in einer von Respekt und Achtsamkeit geprägten Atmosphäre zum Ausdruck kommt.

Emotionen sind die Quintessenz einer Liebesbeziehung: Sie sorgen für den Funken, der zwischen zwei Menschen überspringt, und sie sind der Schlüssel zum Verständnis unseres innersten Selbst. Gefühle schaffen Intensität und erzeugen diese prickelnden Wonneschauer, die eine Liebesbeziehung von den Beziehungen zu Freunden und Verwandten unterscheiden. Letztendlich regen sie unsere Träume an und verleihen ihnen Kraft. Sie ermutigen uns zu handeln und bringen uns zur Verzweiflung. Emotionen legen fest, was wir sehen – nicht als Beobachter, sondern als Beteiligter, der die Folgen seines Verhaltens unmittelbar spürt und erlebt.

Gefühle schaffen das Verlangen und die Leidenschaft, nach Erfüllung zu streben und das Spannungsverhältnis zwischen dem, was wir wollen, und dem, was wir erreichen, aufzuheben. Emotionen verleihen dem, was wir sehen und haben wollen, Tiefe und Bedeutung. Sie gehen uns nahe, bringen uns zum Lachen und rühren uns zu Tränen. Auf intelligente Weise genutzte Emotionen zeigen uns, was richtig und falsch ist, und signalisieren uns, wenn wir etwas verbessern oder verändern müssen. Unsere Emotionen machen uns menschlich.

Emotionen und Wiedergeburt

In diesem Buch werden Sie Wege entdecken, wie Sie Ihren Liebes-IQ am besten erhöhen und sich damit in der Liebe ebenso klug verhalten können wie im Leben. Basierend auf den bahnbrechenden Untersuchungen, die *Emotionale Intelligenz* in die Bestsellerlisten katapultiert haben, bietet unser Buch einen Ansatz, der die Intensität, den Reiz und die Leidenschaft der romantischen Liebe mit emotionaler Intelligenz verbindet. Sie finden darin eine Auflistung von inneren Einstellungen und Verhaltensweisen, die Sie lernen und anwenden können, um sich eine möglichst befriedigende und bereichernde Beziehung zu erarbeiten.

Je mehr Gewicht Sie dem Liebes-IQ in Ihrem Privatleben geben, umso mehr Bedeutung und Kraft wird Ihre Partnerschaft haben – und umso weniger Überraschungen, Problemen und Enttäuschungen werden Sie begegnen. Kluges Verhalten in der Liebe setzt ein Verständnis des emotionalen Terrains und der Intimsphäre voraus. Sie müssen in der Lage sein, nicht nur Ihren eigenen jeweiligen emotionalen Zustand zu erkennen, zu begreifen, zu akzeptieren und zu beherrschen, sondern darüber hinaus auch die Stimmungen, Gefühle und die Persönlichkeit Ihres Partners verstehen und nachempfinden können. Liebesintelligenz zu besitzen bedeutet, sich mit seinem Partner ebenso wohl zu fühlen wie mit sich selbst.

Nicht immer genügt es dabei, Kommunikationsmechanismen zu verstehen und zu verändern. Liebesintelligenz erfordert vielmehr Mut und Klarheit im Denken und Handeln. Und obwohl mutig und furchtlos, ist die Liebesintelligenz auch sanft und einfühlsam. Sie fördert Ehrlichkeit und Authentizität und schließt die Lücke zwischen dem, was Sie denken, fühlen, sagen und tun. Wenn Sie sich die Kraft Ihrer Liebesintelligenz zu Nutze machen, werden Sie besser begreifen, worum es bei Ihnen und anderen eigentlich geht. Sie werden intensiver fühlen, tiefer empfinden und bedingungslos lieben.

Das von uns angebotene Programm erweitert die Definition von Liebe und schließt den Balanceakt von Selbstveränderung und kreativer Synergie mit ein, der aus bewusstem Leben und Lieben hervorgeht. Wir alle wissen, wie unbeständig Gefühle sind und dass sie sich von einem Augenblick zum anderen verändern können. Obwohl solche Veränderungen durchaus wichtig sind, werden Sie als liebesintelligente Person Ihre Liebe zu Ihrem Partner nicht an diesen oberflächlichen oder reaktiven Emotionen oder an den unvermeidlichen Enttäuschungen, Verletzungen und Missverständnissen messen, die Ihnen mit Ihrem Partner widerfahren.

Mit Hilfe der Liebesintelligenz finden Sie eher zu Ihrem Selbst, und zwar ohne falsche Vorspiegelungen und ohne Ihrem Partner etwas vorzumachen, nur um einen guten Eindruck zu erwecken. Sie verkörpern die Bedeutung und den Zweck Ihres Lebens und werden ein wertvoller, ehrenvoller Mensch, der sich selbst respektiert. Emotional ehrlich zu werden und sich damit einzugestehen, was Sie empfinden, ohne Ihre Gefühle und Emotionen zu zensieren und zu bewerten, wird kraftvolle Energien in Ihnen freisetzen. Diese helfen Ihnen dabei, mit Ihren Emotionen umzugehen, wenn Sie die unvermeidlichen Minenfelder intimer Beziehungen betreten. Emotionale Fertigkeit führt nicht nur zu ehrlichen und kraftvollen Partnerschaften, sondern fördert auch die eigene Entwicklung und sogar die Wiedergeburt.

Emotionen und Unehrlichkeit

Emotionale Unehrlichkeit spielt sich in einer Beziehung grundsätzlich an der Oberfläche ab und drückt sich in Pseudoemotionen aus, die unsere tieferen und bedrohlicheren Gefühle tarnen. Sie werden ‚fabriziert', um uns vor Aufrichtigkeit zu schützen, unseren Status Quo zu bewahren und gegen intime Nähe oder möglichen Schmerz vorzubeugen. Daraus resultieren jedoch emotionale Verleugnung und Betäubung oder gefühlsmäßiger Rückzug.

In den folgenden Kapiteln werden Sie lernen, Ihre Gefühle aufrichtig auszudrücken und sich klar darüber zu werden, was Sie empfinden und wie Sie Unehrlichkeit und nicht authentische Emotionen vermeiden können. Um die Auswirkungen von Pseudoemotionen zu veranschaulichen, werden wir einen Blick auf die unehrlichen, nicht authentischen Paare werfen, wie sie uns in dem Oscar preisgekrönten Film *American Beauty* begegnen. Sie befanden sich emotional auf Distanz und konnten mit sich selbst nichts mehr anfangen.

Kevin Spacey bemerkte in einem Interview mit *The Guardian* zu seiner Rolle als Lester Burnham: „Ich glaube, Lester ähnelt sehr vielen amerikanischen Männern, die ... mit einem Mal begreifen, dass in ihrem Leben Aufrichtigkeit und Kommunikation fehlen, dass sie nicht fähig sind, auszudrücken, was sie tatsächlich empfinden und wollen. Er setzt sich mit Gefühlen auseinander, die seit langem in ihm verschüttet waren, aber wiedererweckt werden mussten. Es geht weniger um eine Midlife-Crisis als vielmehr um eine Art der Wiedergeburt." Als Lester sich gestattet, sein Dasein zu sehen, wie es wirklich ist, und seine Gedanken und Gefühle äußert, erwacht er zum Leben und befreit sich von der öden Vorstadt der ‚lebenden Toten'. Kurz vor seinem Tod gelingt es ihm endlich, einige echte emotionale Verbindungen einzugehen. Er öffnet sein Herz dem wahren Glück, das seine Tochter mit ihrer ersten Liebe erlebt, und zeigt Mitgefühl und Einfühlungsvermögen, anstatt die Freundin seiner Tochter zu verführen.

„Schau genauer hin"

Auf dem Schild in Lester Burnhams Büro in *American Beauty* steht: „Schau genauer hin". Damit ermahnt er sich selbst (und uns alle), unter die Oberfläche und über das Oberflächliche hinauszuschauen und die Wahrheit und Lügen in den für uns wichtigen Beziehungen zu betrachten. Eine der Fähigkeiten, die eine liebesintelligente Person besitzt, besteht darin, eine Fassade zu durchdringen und die Wahrheit unter der Oberfläche zu entdecken – gleichgültig, ob es sich dabei um eine Schönheitsmaske, die Verlockung des Geldes, Macht oder einen beeindruckenden Job handelt. Möglicherweise ist das die am schwersten zu erlernende Fähigkeit in einer Partnerschaft. Vielen von uns fehlt die durchdringende Sichtweise von Ricky Fitts, dem jungen Mann in *American Beauty*, der seine Welt filmt und deren Täuschungsmanöver, Zerbrechlichkeit sowie strahlende Schönheit aufzeigt.

Was braucht man in der heutigen Zeit, um eine kraftvolle, autarke Beziehung zu gestalten? Zunächst einmal emotionales Wohlbefinden, die Fähigkeit, eine Bindung einzugehen, und ein gesundes Selbstwertgefühl. Wenn Ihre Gefühlswelt in Ordnung ist, so haben Sie den Mut, sich auf eine optimistische und erfüllende Verbindung einzulassen, in der Sie sich mit Ihrem Partner vollkommen authentisch fühlen. Darüber hinaus besitzen Sie dann auch das Verständnis und die emotionale Reife, in einer Partnerschaft zu bleiben und daran festzuhalten, selbst wenn sie ihren Glanz verliert, oder sie zu beenden, wenn Sie sich darin wirklich schlecht fühlen.

Jennys Wahl: Ein Ansatz mit Liebesintelligenz

Eine Person, die über Liebesintelligenz verfügt, ist darin geschult, genauer hinzuschauen und nicht in erster Linie den äußeren Glanz, sondern das Wesen der Seele einer Person zu sehen. Die Musikerin Jenny zum Beispiel verliebte sich in Aaron, einen Geschäftsmann in einem aufstrebenden Unternehmen, den sie nach einem ihrer Konzerte hinter der Bühne kennen lernte. Ebenso wie Jenny mochte Aaron klassische Musik und besuchte gern Literaturcafés. Die beiden wollten heiraten und waren recht glücklich miteinander, bis ein Wochenende mit ihren zukünftigen Schwiegereltern Jenny davon überzeugte, dass Aaron nicht der richtige Mann für sie war.

Sie stellte fest, dass er seine Eltern unfreundlich behandelte, und begriff, dass seine überhebliche Art, vor allem seiner Mutter gegenüber, in Zukunft sehr rasch sein Verhalten ihr gegenüber prägen und Bestandteil ihrer Beziehung werden könnte. Aarons Umgang mit seiner Mutter war der Gipfel etlicher beunruhigender Vorkommnisse in ihrer Partnerschaft, die sie längst bemerkt, aber sich nicht eingestanden hatte. Seine Grobheit, seine Arroganz und sein Mangel an Sensibilität traten im Umgang mit seinen Eltern zutage. Schließlich wurde Jenny all das bewusst, was sie bisher an ihm nicht hatte sehen wollen.

Jenny ist ein selbstsicherer, selbstbeherrschter Mensch mit festen Grenzen, und sie besitzt ein stark ausgeprägtes Selbstwertgefühl. Sie hatte den Mut, auf ihren Liebes-IQ zu hören, trotz der Aussicht, wieder allein zu sein. Jenny vertraute auf das, was sie gesehen hatte. Auch verließ sie sich auf ihre Gefühle und erkannte, dass es letztendlich besser war, die Beziehung sofort zu beenden, als die erheblichen Probleme, die ihrer Überzeugung nach ihre Partnerschaft beherrschen würden, zu ignorieren oder zu bagatellisieren. Selbst als Aarons Mutter ihr erklärte, ihr Sohn habe gerade seine Firma für viel Geld verkauft, und sie anflehte, die Verlobung nicht zu lösen, ließ Jenny sich nicht beirren. Sie blickte nie zurück und begegnete schließlich jemanden, mit dem sie sich wohler fühlte.

Erst viel später begriff Jenny, dass sie sich in Aarons Image verliebt hatte und nicht in den Menschen. Sie hatte es nicht zugelassen, die wahre Person zu erkennen. Images sind Anfertigungen, Projektionen eines konstruierten öffentlichen oder sozialen Selbst, die nicht selten konzipiert sind, um andere zu beherrschen (oder sie zu beeindrucken). Liebe kann blind machen und Ihre Sicht verschleiern, sodass Sie sich mit einem potenziellen Partner auf eine sexuelle Beziehung einlassen.

Wir bestärken alle Liebenden darin, das ‚Funkeln in den Augen' zu genießen, das für die meisten frisch Verliebten so typisch ist. Aber *schauen Sie genauer hin.* Die Person, mit der Sie zusammen sein möchten, richtig anzusehen und sie ehrlich einzuschätzen, kann Ihnen eine Menge Liebeskummer ersparen und die Qualität einer authentischen, liebevollen Partnerschaft verbessern. Wenn Sie genauer hinschauen, treffen Sie Ihre Wahl mit dem sicheren Wissen, dass Sie nur mit wenigen unschönen Überraschungen zu kämpfen haben werden und dass es Ihre Beziehung wert sein wird, möglicherweise auftretenden Problemen und Anpassungen zu trotzen.

Die schöne neue Welt

Heutzutage sind neue, effektivere Wege gefragt, eine Beziehung zu führen. Frauen wie Männer lassen sich deutlich mehr Zeit, bis sie sich binden. Sie streben vor der Heirat eine Karriere an, entscheiden sich dafür, kinderlos zu bleiben oder ihre Kinder allein zu erziehen, und leben länger. Wir alle erwarten mehr von einer Partnerschaft, aber viele von uns beenden sie schneller, und zwar aus weitaus geringerem Anlass und mit weniger sozialem Stigma als je zuvor.

Viele lernen den Menschen an ihrer Seite durch Anzeigen oder im Internet kennen, führen Fernbeziehungen und nehmen es in Kauf, längere Zeit voneinander getrennt zu sein. Diese und zahlreiche andere Faktoren tragen dazu bei, dass sich die Art und Weise, wie wir unsere Partnerschaften führen, ständig weiterentwickelt. Die damit verbundenen Veränderungen erfordern den bestmöglichen Einsatz unserer emotionalen Intelligenz im Umgang mit demjenigen, den wir lieben und mit dem wir unser Leben teilen.

Da wir für dieses Buch die Grundsätze von Golemans emotionaler Intelligenz übernehmen und anwenden, um Ihnen beizubringen, wie Sie diese in Ihrem Liebesleben in die Praxis umsetzen können, hinterfragt unsere Herangehensweise viele Annahmen. Der liebesintelligente Ansatz befürwortet den natürlichen Ausdruck aller Emotionen als Teil des Aufbaus einer Beziehung und der Problemlösung. Er stützt sich nicht auf eine angeborene Kluft zwischen den Geschlechtern oder konzentriert sich allein auf Kommunikationsfähigkeiten (so wichtig diese auch sind).

Wenn Sie über Ihre Gefühle auf eine gesunde Art und Weise sprechen, bringen Sie Nähe, Erfüllung und Leidenschaft in Ihre Beziehung. Wie alles andere in unserem Leben gleicht die Liebe einer sich ständig ändernden Landschaft. Wir betrachten die Ökologie der Liebe wie einen empfindlichen Regenwald oder einen Zengarten, der aus verschiedenen psychologischen und emotionalen Terrains besteht. Frei fließende Emotionen fördern Flexibilität in Ihren persönlichen Beziehungen sowie in der Ökologie Ihrer Partnerschaft.

Heutzutage leben die meisten Paare getrennt von ihrer ursprünglichen Familie, von der Sicherheit und Geborgenheit einer familiären Gemeinschaft. Ohne diese sozialen Puffer tendieren viele Menschen dazu, allein in ihre Beziehung zu investieren. Das kann schnell zu einer Überlastung des Systems führen, wenn Emotionen, Erwartungen und Lebensstil von Mann und Frau nicht übereinstimmen. Die beiden stellen fest, dass Intelligenz, die Fähigkeit, mit Emotionen umzugehen, und eine realistische Weltanschauung nötig sind, um ihre Partnerschaft im neuen Jahrtausend gesund und lebendig zu erhalten.

Nicht selten muss man sich auch von altmodischen und unwichtigen Ansichten über das gemeinsame Leben verabschieden, um als glückliches Paar langfristig zusammenzubleiben. Liebesintelligenz ist die Fähigkeit, den raschen, beschleunigten Wechsel, der ihre Beziehung beeinflusst, anzunehmen und zu verstehen, während Sie immer noch primitive Emotionen wie Furcht, Hass, Eifersucht, Zorn und ähnliche erfahren.

Untersuchungen haben gezeigt, dass Liebende, die eine starke Verbindung im Bereich von emotionaler Harmonie, Einfühlungsvermögen, Unterstützung und gemeinsamer Ideen aufrechterhalten, gegenseitig ihr psychisches Wohlbefinden fördern. Menschen, bei denen eine intensive Freundschaft im Zentrum ihrer Beziehung verankert ist, haben somit größeres Potenzial, sich zu entwickeln und gemeinsam zu wachsen (Barnett and Barnett 2001). Indem Sie die Individualität Ihres Partners respektieren und akzeptieren und zudem seine eigenen Bedürfnisse, Wünsche sowie Ziele anerkennen, unterstützen Sie seine natürliche Entwicklung – ein äußerst wichtiger Faktor für die Dynamik Ihrer Partnerschaft.

Als liebesintelligenter Mensch setzen Sie Ihren Ansichten über Partnerschaften keine Grenzen. Sie forschen in der Vergangenheit nach Konzepten, die eine Beziehung gelingen ließen, und versuchen, der Zukunft mit Einsicht zu begegnen. Dabei ist Ihr Ziel, das Bestmögliche in einem Leben in Ihrem Umfeld anzustreben. Sie verwerfen überholte Schemata, die nicht funktionieren, und sind sich bewusst, dass Wunschdenken, mag es noch so stark sein, sie nicht wieder zurückzubringen vermag. Eine liebesintelligente Person weiß, dass weder sie noch ihr Partner bei dem Streben nach einer guten oder funktionierenden Beziehung auf eine vorgeschriebene Reihe von Regeln zurückgreifen kann. Stattdessen schreiben die beiden gemeinsam neue Regeln, die zu ihrer sich ständig entwickelnden Verbindung in der Gegenwart und Zukunft passen.

Sowohl die Wahlmöglichkeit als auch die Leidenschaft sind wichtige Voraussetzungen, damit Individuen und auch Beziehungen optimal funktionieren. Die Wahlmöglichkeit basiert auf der Fähigkeit zu denken und komplizierte Fragen aufzuarbeiten, um anschließend eine vernünftige Entscheidung zu treffen. Das Engagement, die emotionale Reife und die Leidenschaft, die Sie in eine Partnerschaft einbringen, erlauben es Ihnen, das gesamte Spektrum Ihrer Gefühle zu erfahren und zu akzeptieren. Die Leidenschaft wiederum versorgt Ihr Leben mit der Energie, die für Selbstverwirklichung und Erfolg nötig ist.

Die Grundlagen der Liebesintelligenz

Um eine befriedigende Beziehung aufbauen zu können, sollten Sie am besten vorab die Grundlagen emotionaler Intelligenz beherrschen. Anschließend lernen Sie dann, wie man die Qualitäten emotionaler Intelligenz auf die Liebesintelligenz überträgt. Emotionale Intelligenz ist ein notwendiger Wegbereiter für Liebesintelligenz, und ohne an den Fundamenten emotionaler Intelligenz zu arbeiten, ist es nicht möglich, Liebesintelligenz zu verstehen.

Wir hoffen, nach der Lektüre dieses Buches und der Durchführung der Übungen werden Sie:

- ♥ einen offenen Bewusstseinskanal haben, der es Ihnen ermöglicht, zu erkennen und zu identifizieren, was Sie emotional erleben.
- ♥ genau identifizieren können, welche Gefühle Sie in einem bestimmten Moment empfinden.
- ♥ Emotionen, die Sie erfahren, abschätzen können. Reagieren Sie gerade auf etwas, was Sie in der Gegenwart erleben? Entladen sich Ihre geballten Emotionen nach einem stressvollen Tag? Hat die Erinnerung an eine Verletzung, einen tiefen Schmerz aus Ihrer Vergangenheit die Gegenwart überlagert? Und wenn das so ist, bricht dieser alte Schmerz hervor, wenn irgendwelche Umstände Sie an das entsprechende Ereignis aus Ihrer Vergangenheit erinnern? Ist Ihr Liebes-IQ erst einmal in Gang gesetzt, so werden Sie besser verstehen, was Sie empfinden. Sie werden den Ursprung Ihrer Gedanken begreifen und können beurteilen, ob ein Gespenst aus der Vergangenheit oder eine aktuelle Begebenheit Sie beunruhigt.

- ermessen können, ob Sie auf Ihre Emotionen reagieren sollen. Sie werden ein Problem durchdenken, anstatt impulsiv zu handeln und anschließend Ihre Reaktion zu bereuen.

Sie werden sich zu einem Experten in Sachen **emotionales Management** entwickeln, wozu Folgendes gehört:

- das Vermögen, die Stärke und Intensität Ihrer kraftvollen, lebensbereichernden Emotionen zu nutzen. Nur so können Sie Ihre Partnerschaft bereichern und sie damit tiefer, wertvoller und bedeutungsvoller gestalten.
- das Wissen, wie Sie mit schmerzhaften, lähmenden Emotionen umgehen können, die Sie bremsen. Sie werden lernen, diese Gefühle als Teil der schmerzenden Erfahrungen Ihres Lebens zu akzeptieren, aber Sie werden es nicht zulassen, dass diese Ihr Leben bestimmen. Sie werden sie zu Ende führen und dann einfach weiterleben.
- die Fähigkeit, Sarkasmus, Demütigungen, überflüssige Konflikte, Zankereien wegen Kleinigkeiten und Spitzfindigkeiten, nur um Ihr Gesicht zu wahren, zu vermeiden. Sie werden ein Problem Schritt für Schritt angehen, anstatt sich einen Moment lang besser zu fühlen, weil Sie gerade einen Kampf gewonnen haben, doch letztendlich damit Ihre Beziehung zerstören.
- das Wissen, wann und wie Sie Ärger bestimmt äußern können, ohne aggressiv zu werden, und ebenso, wann Sie Ihrem Ärger besser nicht Luft machen sollten.
- die Fertigkeit, bei Frustration mehr Toleranz zu üben und Freude länger zu erhalten.
- die Fähigkeit, zu lernen, wie man die Energie negativer Emotionen in selbstbestimmtes Handeln kanalisiert. Ihre negativen Emotionen können Ihnen nützen, anstatt Ihnen zu schaden.

Sie werden Ihr **Einfühlungsvermögen** deutlich steigern und besser **zuhören** können. Konkret bedeutet das:

- ♥ ein offenes Ohr zu haben und sich auf Ihre eigene Gefühlslage und die anderer Menschen einzustellen.
- ♥ in der Lage zu sein, auf emotionaler Ebene dem Beispiel anderer zu folgen.
- ♥ Ihrem Partner aufmerksam zuzuhören, anstatt darüber nachzudenken, was Sie anschließend sagen wollen.
- ♥ zuzuhören, ohne Ihr Gegenüber zu unterbrechen.

Letztendlich ist **Beziehungsmanagement** der Eckpfeiler jeder erfolgreichen Partnerschaft und entscheidend für eine glückliche Verbindung zwischen zwei liebenden Menschen. Wenn Sie die Kraft Ihrer Liebesintelligenz richtig einsetzen und nutzen, werden Sie außerdem in der Lage sein:

- ♥ Ihre negativen Emotionen so unter Kontrolle zu halten, dass sie als Signal dienen, eine Lösung für schwierige Angelegenheiten zu suchen, anstatt diese negativen Gefühle auf Ihren Partner zu konzentrieren, ihn zu verletzen und letztendlich Ihre Beziehung zu zerstören.
- ♥ einfühlsam auf die Gemütsverfassung Ihres Partners einzugehen, um so Probleme zwischen ihm und Ihnen mit größerem Mitgefühl lösen zu können. Sie werden dann viel besser verstehen, was Ihr Gegenüber von Ihnen will und braucht, und Sie werden sich sowohl bewusst sein, was Ihr Partner für sich und Sie empfindet, als auch, was Sie selbst fühlen.

Warum wir dieses Buch geschrieben haben

Mit diesem Buch verfolgen wir das Ziel, über vorgefertigte Rezepte hinauszugehen, die zwar auf den ersten Blick reizvoll erscheinen mögen, aber selten funktionieren. Wir möchten, dass

Sie Ihre Partnerschaft mit der gleichen Leidenschaft, Intelligenz und Bewusstheit angehen, die Sie auch Ihrer Bildung, der Karriere und Ihrem Berufsleben widmen. *Liebesintelligenz* stützt sich auf Johns jahrelange Erfahrung in der Arbeit mit Paaren und Einzelpersonen, was zwischenmenschliche Beziehungen angeht. Mary gibt an der Universität einen Kurs mit dem Titel *Leidenschaft und Wahlmöglichkeiten*, in dem es um Geschichte, Psychologie, Philosophie, Literatur und Filme geht, die sich mit romantischer Liebe in unserer Welt befassen. Außerdem haben wir unser gemeinsames Leben sowie die Erfahrungen großzügiger Männer und Frauen herangezogen, die bereit waren, uns ihre Geschichten und Geheimnisse anzuvertrauen.

Wie man unsere Übungen durchführt

Wir empfehlen Ihnen, sich für die in diesem Buch aufgeführten Übungen ein Heft zuzulegen. Darin sollten Sie außerdem alles aufschreiben, was Ihnen derzeit in Ihrer Situation wichtig erscheint. Machen Sie die Übungen ruhig gleich beim ersten Lesen. Wenn Sie das Buch dann komplett durchgelesen haben, können Sie zurückblättern und sich Ihre Antworten noch einmal in Ruhe ansehen. Vielleicht würden Sie im Nachhinein einige davon ändern? Fragen Sie sich ruhig, warum.

Kapitel 1

Was ist Liebesintelligenz?

Ohne Gefühlsäußerungen geht eine Partnerschaft zu Grunde, Sex wird mechanisch, Geben wird zur Manipulation, Schmerz zu Groll, und aus Liebe wird Hass.

David Viscott, *I Love You, Let's Work It Out*

Ein jeder ist in der Lage, Liebesintelligenz zu nutzen. Sie müssen keinen steilen Weg erklimmen, um Ihren Liebes-IQ zu erhöhen, weil Sie mit Ihren eigenen Gemütsverfassungen und mit Menschen arbeiten, die Sie gut kennen. Dieses Kapitel wird Sie mit den Charakteristika von liebesintelligenten Frauen und Männern vertraut machen. Darüber hinaus werden Sie Ihren emotionalen Typ bestimmen, das heißt, folgende Fragen klären: Lassen Sie sich ausschließlich von Ihrem Verstand leiten und unterdrücken Ihre Emotionen? Oder werden Sie vielmehr von Ihrem Herzen gesteuert, schalten dabei Ihren Intellekt ab und sind sich nur Ihrer Gefühle bewusst? Oder lassen Sie in Ihren Beziehungen vielmehr eine Kombination von Herz und Verstand walten?

Liebesintelligenz optimiert, ebenso wie emotionale Intelligenz, mehr Ihren emotionalen Verstand als Ihren Intellekt. Emotional clever zu sein bedeutet, Sie sind aufnahmefähig für die Botschaften, die Ihnen Ihre Stimmungen und Gefühle übermitteln, und können diese somit regulieren. Sie verstehen sich allerdings auch gut darauf, die Gefühle und emotionale Haltung der Menschen zu begreifen, die Ihnen am nächsten stehen.

Emotionale Intelligenz: die Grundlagen

‚Emotionale Intelligenz' ist in unserer Gesellschaft längst ein Schlagwort geworden, aber wissen Sie wirklich, was es bedeutet, emotional intelligent zu sein? Die folgenden elementaren Eigenschaften, Ansichten und Fähigkeiten bilden die Basis emotionaler Intelligenz. Wenn Sie sich also nun daran machen, sich den Herausforderungen des Lebens zu stellen, Ihre Ziele anzusteuern und Ihre Beziehungen zu gestalten, die Sie sich wünschen, dann zählt Folgendes mehr als eine Promotion zum Doktor der Philosophie:

- ♥ Sie sind zuallererst ich-bewusst. Das bedeutet, dass Sie mit dem gesamten Spektrum Ihrer Gefühlsverfassungen vertraut sind und beurteilen können, was Sie fühlen und wodurch Ihr Handeln motiviert wird. In Kapitel 4 und 5 lernen Sie, Ihr Ichbewusstsein zu steigern und sich mit der gesamten Palette menschlicher Emotionen vertraut zu machen. Darunter fallen auch die giftigen Gefühle, die manche Menschen nur schwer handhaben oder akzeptieren können.
- ♥ Sie sind fähig zu *Empatie*. Das heißt, Sie sind in der Lage, Ihre eigenen Gedanken und Bedürfnisse für den Moment beiseite zu schieben und dadurch die Emotionen anderer Menschen zu erkennen und sich darauf einzustellen. Außerdem können Sie aktiv zuhören.
- ♥ Sie sind ein guter emotionaler Manager. Sie können sich Ihre Emotionen *zu Nutze machen und regulieren.* Sie besitzen außerdem die Fähigkeit, negative Gefühle und Emotionen in Energie und eigenbestimmtes Handeln umzusetzen.

- Sie können *sich selbst und andere motivieren*. Sie streben danach, das Beste in sich selbst und anderen hervorzubringen. Das bedeutet, Sie sind energisch, leidenschaftlich und in der Lage, sich selbst und andere anzufeuern.
- Sie verhalten sich nicht impulsiv und verleihen Ihrem Missbehagen Ausdruck, um sofortige Genugtuung zu erlangen. Sie sind in der Lage, eine Nacht über ein Problem zu schlafen und es am nächsten Morgen oder sogar zu einem späteren Zeitpunkt erneut zu überdenken. Sie müssen es nicht auf der Stelle lösen, denn Sie können den Zustand des ‚Nichtwissens' tolerieren und auf Aufklärung warten.
- Sie sind großzügig, uneigennützig und besitzen eine *positive Grundeinstellung*. Das heißt nicht, dass Sie nicht auch einmal zornig oder traurig sein dürfen, aber Sie besitzen das nötige Handwerkszeug, um mit diesen Gefühlen dauerhaft klug umzugehen. Weder ignorieren Sie Ihre Emotionen, noch verleugnen Sie sie, und Sie gehen auch nicht aufgrund dieser Gefühle auf andere Menschen los. Sie betrachten Ihre negativen Emotionen vielmehr als nützliche Botschaften, denn Sie wissen, dass diese Sie auf etwas Wichtiges aufmerksam machen.
- Schlussendlich sind Sie *beharrlich* – Sie geben sich selbst oder Ihre Träume niemals auf. Sie sind eine Kämpfernatur; Sie lassen sich nicht von Ihrem Standpunkt abbringen und betrachten Fehlschläge als Teil der Risikobereitschaft, die am Ende zum Erfolg führt. Schließlich scheitern alle erfolgreichen Menschen manchmal auf ihrem Weg.

Was macht eine liebesintelligente Frau aus?

Wenn Sie die Grundlagen emotionaler Intelligenz in Ihren Partnerschaften anwenden, werden Sie sich zu einem liebesintelligenten Menschen entwickeln. Die Charaktereigenschaften eines liebesintelligenten Menschen sind bei beiden Geschlechtern gleich, dennoch haben Frauen mit einem hohen Liebes-IQ andere Fähigkeiten als Männer. Wenn Sie sich diese Merkmale durchlesen, beachten Sie bitte, woran Sie arbeiten müssen, um Ihre Liebesintelligenz zu steigern.

Sie kommt direkt zur Sache

Eine liebesintelligente Frau ist emotional freimütig. Sie ist sich sowohl der Fülle ihrer Emotionen als auch der Höhen und Tiefen ihrer Gefühle bewusst. Sie versucht nicht, vor ihren schlechten Stimmungen davonzulaufen, denn sie weiß, dass diese ein Teil des komplizierten Kommunikationssystems in ihrem Inneren sind und auch zu dem Netzwerk gehören, über das sie mit anderen verbunden ist. Die Art und Weise, wie sie mit ihren Emotionen umgeht und sie zum Ausdruck bringt, stimmt damit überein, wie sie sich selbst definiert – als Person und in ihren Beziehungen. Sie spielt keine Spielchen oder versucht, ihren Partner zu manipulieren, indem sie Verletzungen vortäuscht, um Schuldgefühle hervorzurufen. Auch wendet sie nie Zornausbrüche an, um ihren Willen durchzusetzen.

Liebesintelligente Frauen äußern ihre Gefühle auf angemessene Weise. Sie drücken sich klar und direkt aus, wenn sie mit anderen kommunizieren. Demzufolge weiß auch ihr Partner genau, woran er ist. Eine Frau, die einen hohen Liebes-IQ besitzt, tritt bestimmt auf und verleiht ihren Wünschen klar Ausdruck. Sie hat nichts zu verbergen – in ihrem emotionalen Keller finden sich garantiert keine Leichen. Sie *akzeptiert* ihre Emotionen, indem sie mitteilt, was sie fühlt, und zwar möglichst in dem Augenblick, in dem sie es empfindet. Jedoch macht sie ihren Gefühlen nicht willkürlich Luft.

Wenn sie sich beispielsweise in einem angespannten Gefühlszustand befindet, so verzichtet sie auf verletzende oder abschätzige Bemerkungen, die sie später bereuen würde. Sie spürt ihre Emotionen, wartet, bis sie sich beruhigt hat, und spricht anschließend an, was sie stört. Sie ignoriert ihre Gefühle nicht oder schiebt sie beiseite. Ebenso wenig lässt sie es zu, dass verborgene Emotionen unangenehm in ihr aufsteigen. Sie setzt ihre Gefühle nicht ein, um zwischen sich und ihrem Partner Distanz zu schaffen, und sie verarbeitet sie auch nicht, indem sie wie von Sinnen einkaufen geht, sich betrinkt, spielt oder Drogen nimmt, um Wut, Traurigkeit oder Verzweiflung zu bekämpfen.

Sie bewertet ihre Emotionen weder als ‚gut' oder ‚schlecht', sondern sieht sie als Bestandteil ihrer inneren Sprache an. Die vertraulichen Gespräche mit ihrem Partner sind dabei durchaus sehr gefühlsbetont. *Emotionale Aufrichtigkeit* ist für sie der bedeutendste Wert in ihrem Leben, und diese charakteristische Eigenschaft macht sie zu einer liebesintelligenten Person.

Sie ist cool und nicht aus der Ruhe zu bringen

Eine Frau mit hohem Liebes-IQ besitzt soziale Fähigkeiten und einen starken Gefühlsfluss, der ihr und ihrem Partner gut tut. Sie ist warmherzig, kontaktfreudig, strebt danach, ihren Freundeskreis zu erweitern und Erfahrungen zu sammeln, kann außerdem mit Stress umgehen. Selbst in kritischen Situationen, wenn alle um sie herum verrückt spielen und durchdrehen, bleibt sie ruhig, beherrscht und zuversichtlich. Wenn sie schlechte Laune hat oder lustlos ist, versteht sie, warum das so ist, und versucht das Problem zu lösen. Sobald ihr das gelungen ist, bessert sich ihre Stimmung und sie bringt die positive Energie in die Situation ein, die sie deprimiert hat.

In Konfliktsituationen mit ihrem Partner kann sie ihr Ego und ihren Stolz hintanstellen und sich darauf konzentrieren, ihm zuzuhören, auch wenn er seine Worte in einem emotionalen Gefühlsausbruch vorbringt. Ihren Impulsen folgend, neigt sie zwar dazu, laut zu werden, ihn anzuschreien, sarkastische Bemerkungen zu machen oder ihn zu beleidigen, vor allem, wenn sie sich angegriffen fühlt. Sie versteht es jedoch, ihre

Impulse unter Kontrolle zu halten und den Zorn ihres Partners zu zerstreuen. Sie begreift, dass diese starken, kraftvollen Emotionen, die sie und ihr Partner empfinden, Wegbereiter für eine sinnvolle Kommunikation sind und Schwachstellen kitten können.

Sie besitzt die Fähigkeit, sich zu binden

Wenn eine liebesintelligente Frau beschließt, eine feste Bindung einzugehen, so tut sie das bereitwillig und ohne Zwang. Sie bindet sich niemals an jemanden, weil sie hilfsbedürftig ist oder davon ausgeht, dass ihr Partner all ihre emotionalen Bedürfnisse befriedigen kann. Sie weiß, dass ein Mensch allein niemals sämtliche Wünsche eines anderen erfüllen kann. Obwohl sie sich der Schwächen ihres Partners ebenso bewusst ist wie seiner Stärken, schätzt sie vor allem seinen guten Charakter und sein wohlwollendes Wesen. Ihre tiefe Zuneigung und ihre Bindung zu ihm basieren auf der Realität und sind nicht selbst erdacht oder idealisiert. Ihre Gefühle sind nicht voreilig oder in momentanen, flüchtigen Situationen entstanden.

Wenn sie eine feste Bindung eingeht, weiß sie, was auf sie zukommt, denn sie hat gründlich darüber nachgedacht und ihren Partner im Umfeld seiner Familie und in vielen verschiedenen Situationen beobachtet. Auch ist ihr bewusst, dass sie nicht alle Bedürfnisse ihres Partners befriedigen kann und dass ihr Partner das versteht. Obwohl es keine Garantie gibt, hat sie zukünftige unschöne Überraschungen auf ein Minimum reduziert.

Sie besitzt ein gesundes Ego, ist jedoch nicht egozentrisch

Eine liebesintelligente Frau fühlt sich wohl in ihrer Haut. Ihre ‚Eigenliebe‘ und ihr gesunder Egoismus befähigen sie dazu, den Menschen an ihrer Seite so zu lieben, wie er ist, und nicht, wie sie ihn gern haben würde. Wenn sie ihrem Partner ihre reife

Liebe schenkt, setzt sie dabei nicht voraus, dass er alle ihre Wünsche erfüllt. Sie liebt ihn auf eine selbstlose, großzügige Weise, ohne dabei aufopferungsvoll zu wirken.

Sie ist sinnlich und sexuell aufgeschlossen

Die liebesintelligente Frau ist sexuell aufgeschlossen und ungehemmt. Sie ist offen dafür, gemeinsam zu experimentieren, und formuliert ihre sexuellen Bedürfnisse klar und deutlich. Sie stellt sich auf die sexuellen Wünsche ihres Partners ein und strebt idealerweise nach einem beiderseitig einfühlsamen Sexualleben – einer Intimität, die beide zufrieden stellt.

Sie urteilt nicht über die Sexualität oder sexuelle Identität anderer, sondern konzentriert sich darauf, ihr eigenes Vergnügen und das ihres Partners zu erfahren. Ihre Leidenschaft ist Ausdruck ihres starken Selbstbewusstseins, wobei es nicht nur darum geht, ihre Weiblichkeit oder ihre Attraktivität zu zeigen. Ihre starke Sexualität ist ein Nebenprodukt ihrer leidenschaftlichen Natur. Sie weiß, dass nicht jeder Liebesakt perfekt abläuft, und sie akzeptiert das Auf und Ab des natürlichen sexuellen Kreislaufs. Zu- oder abnehmende Leidenschaft und Erregung betrachtet sie als Bestandteil des natürlichen Verlaufs ihrer Partnerschaft.

Was macht einen liebesintelligenten Mann aus?

Der liebesintelligente Mann betrachtet sich und seine Partnerin zunächst einmal als Menschen, die sich in ständiger Entwicklung befinden. Er genießt es, seine Partnerin zu unterstützen und dabei zu beobachten, wie sie wächst, sich verändert und ihre Träume realisiert. Flexibilität, Natürlichkeit und Spontaneität kennzeichnen ihre Beziehung. Beide halten nicht an vorgegebenen, strikten Regeln fest, die definieren, wie sich Männer und Frauen verhalten sollen. Auch weisen sie sich gegenseitig kein typisches sexuelles Rollenverhalten zu. Ihre Rollen und ihr Verhalten sind nicht geschlechtsspezifisch, sondern frei fließend, gleichzeitig akzeptieren sie beide ihre Verschiedenheit.

Er ist bestrebt, sich selbst zu erkennen

Ein Mann mit hohem Liebes-IQ besitzt ein ausgeprägtes Verantwortungsbewusstsein in Hinsicht auf sein Verhalten. Dadurch ist er fähig, sich selbst zu beobachten und sein Handeln genau zu prüfen. Er versteht, was er in emotionalen Situationen zu geben in der Lage ist. Wenn es zu einem Missverständnis kommt, erkennt er an, dass es sich nicht nur um einen Fehler seiner Partnerin handelt – er weiß, dass auch er Teil des Problems ist. Er ist selbstsicher genug, um seine eigenen Fehler zu sehen, sich dazu zu bekennen, und kann dank dieses Verständnisses Probleme erfolgreich angehen, die sich eventuell an einem toten Punkt in seiner Partnerschaft ergeben. Bei der Bewältigung von Konflikten mit seiner Partnerin oder anderen Bezugspersonen zeichnen ihn Integrität und Ehrlichkeit aus.

Er besitzt den Mut, sich seinen Gefühlen zu stellen

Für einen liebesintelligenten Mann ist Selbstakzeptanz unabdingbar. Damit ist nicht gemeint, dass ihm immer alles gefallen muss, was er sieht, aber indem er seine eigenen menschlichen Schwächen akzeptiert, kann er an sich selbst arbeiten und Veränderungen bewirken. So scharfsinnig er in Bezug auf seine Unzulänglichkeiten ist, so bewusst ist er sich auch seiner Stärken, Fähigkeiten und Talente. Er hat keine Angst vor Neuem oder Herausforderungen, die außerhalb des Bereichs liegen, in dem er sich wohl fühlt. Genau genommen sind ihm die stete Suche nach Veränderung und Weiterentwicklung sowie das Sammeln neuer Erfahrungen sehr wichtig. Er benutzt seine Emotionen als Maßstab, um neue und herausfordernde Erfahrungen einzuschätzen. Und vor allem genießt er es, die Freuden und Sorgen seines Lebens mit seiner Partnerin zu teilen.

Er kann eine feste Bindung eingehen und hält dennoch an seinen Idealen fest

Ein Mann mit hohem Liebes-IQ ist aufrichtig, authentisch und öffnet sich dem Menschen an seiner Seite. Er ist in der Lage, sich zu binden, weil er sowohl unabhängig von seiner Partnerin als auch in wechselseitiger Abhängigkeit mit ihr lebt. Er führt sein eigenes Leben, hat eigene Wünsche und Ziele, doch er teilt ebenso gemeinsame Wünsche, Träume und Ziele mit der Person, die er liebt. Diese sich ständig verlagernde Balance zwischen Eigenverantwortung und Angewiesensein auf seine Partnerin ist der Schlüssel zu seiner beständigen Beziehung, unabhängig davon, welche Schwierigkeiten ihm darin begegnen. Die Bereitschaft, eine feste Bindung einzugehen, verleiht seinem Leben zusätzlichen Sinn und Bedeutung. Er betrachtet das Verhältnis nicht als eine vorübergehende Angelegenheit, sondern möchte mit seiner Partnerin Erfahrungen erleben und teilen, um so Freude und Inhalt in das Leben von beiden zu bringen.

Er ist verständnisvoll und fürsorglich

Ein liebesintelligenter Mann nutzt seine Emotionen, um seine Wahl zu treffen. Da er sich über seine Gefühle im Klaren ist, liegt er mit seinen Entscheidungen meist richtig. Er reagiert feinfühlig auf die Nuancen und Schwankungen im Gefühlsleben seiner Partnerin, da er sich der Sensibilität seiner eigenen Gefühle bewusst ist. Liebesintelligenz ermöglicht es ihm, zu verstehen, was er fühlt, und Situationen so genau zu erfassen, dass er seine Erfahrungen auf kreative und intelligente Weise verarbeiten kann.

Bestimmen Sie Ihren emotionalen Typ

Im Allgemeinen unterscheidet man zwischen drei emotionalen Typen. Zu ersterem gehören Menschen, die von ihrem Intellekt oder Verstand gesteuert sind. Der zweite ist der klassische emotionale Mensch – er lässt sich bei seinen Ideen und in seinem Handeln von seinen Gefühlen leiten. Zum dritten Typ gehören liebesintelligente Frauen und Männer, die versuchen, in Beziehungen und auch in anderen Bereichen ihres Lebens die Balance zwischen Gedanken und Gefühlen zu halten.

Lassen Sie sich nur von Ihrem Verstand steuern?

Einige kluge Menschen mit hohen IQs führen ein tristes oder unglückliches Liebesleben – oder gar keines. Wie kann das der Fall sein, wenn sie sich doch in allen anderen Bereichen ihres Lebens so klug verhalten? Ganz einfach: Sie lassen sich in ihrem Leben allein von ihrem Verstand steuern und schalten ihre Gefühlswelt aus. Wie Daniel Goleman in *Emotionale Intelligenz* formulierte: „Akademische Bildung hat wenig mit dem Gefühlsleben zu tun." Das ist wahr. Ihre intellektuellen Fähigkeiten haben nicht viel mit Ihrem emotionalen Leben zu tun.

Gehören Sie zu den Menschen, die stolz darauf sind, sich in jeder Situation ‚rational' und ‚logisch' zu verhalten, Ihre Beziehungen eingeschlossen? Genießen Sie ein gewisses Image als jemand, der nicht aus der Ruhe zu bringen und emotionslos ist, seine Probleme immer auf vernünftige Weise löst und sich ebenso in seinen Partnerschaften verhält? Wenn Sie diese Frage mit Ja beantworten können, gehören Sie wahrscheinlich zu den ‚Mr Spocks' auf dieser Welt: den Menschen, bei denen auch die Liebe in erster Linie auf ihrem Intellekt und nicht auf Leidenschaft basiert. Einige von diesen ‚Ich-lebe-nur-nach-meinem-Verstand'-Typen treiben ihre Partner womöglich mit all dieser Logik und dieser 'netten' Vernünftigkeit zur Verzweiflung.

Vielleicht löst diese minimalistische Haltung in Ihrem Partner ja sogar starke Wutgefühle aus.

Oberflächlich betrachtet sind Sie stolz darauf, in Ihrem Leben den Verstand und nicht Gefühle walten zu lassen. Sie bilden sich etwas darauf ein, dass Sie sich nicht von Ihren Emotionen beherrschen lassen. Aber bei genauerem Hinsehen werden Sie feststellen, dass Sie Ihre Emotionen fürchten und in erster Linie Angst haben, die Kontrolle zu verlieren. Sie trauen Ihren Gefühlen nicht und fürchten sich davor, was Ihre Emotionen bei Ihnen und anderen Menschen bewirken könnten. Sie wollen nicht verletzt werden, daher weigern Sie sich, Gefühle zu zeigen. Diese sind in Ihren Augen unangenehm und gefährlich und sollten besser den Leuten überlassen werden, die sich dafür entschieden haben, ein emotional turbulentes Leben zu führen.

Indem Sie sich ausschließlich von Ihrem Verstand leiten lassen, haben Sie sich wahrscheinlich die Illusion geschaffen, mehr Kontrolle über Ihr Leben zu haben. Sie glauben, so leichter mit Verletzungen, Enttäuschungen und Desillusionen fertig zu werden. Tatsächlich schützen sich viele Frauen und Männer, die eine schwierige Kindheit durchlebt haben, dadurch, dass sie sich auf Bücher stürzen, analytische Genies werden und ihre Emotionen hinter einer Barriere von Theorien und Fakten verbergen. Goleman ordnet diese Menschen dem ‚reinen hohen IQ-Typ' zu.

Der reine hohe IQ-Typ

Daniel Goleman beschreibt in seinem Buch *Emotionale Intelligenz* die Arbeit des Forschers Jack Block aus Berkeley, der sich mit verschiedenen emotionalen Typen beschäftigte und deren grundlegende Eigenschaften dokumentierte. Er gab den einzelnen Typen Namen, so beschrieb er zum Beispiel eine Frau vom reinen hohen IQ als einen Typ mit ‚angelesenem Wissen'. Ihre Haltung fassen ihre Mitmenschen möglicherweise als intellektuellen Snobismus auf. Sie ist in der Lage, ein literarisches Meisterwerk zu analysieren, und hält brillante Vorträge vor Publikum, aber sie kann ihren Ärger nur indirekt zum Ausdruck bringen, und ihr fehlen die Worte, wenn sie sich offen mit ihrem Partner unterhalten muss. Typischerweise neigt sie zu Schuld- und Angstgefühlen – Symptome emotionaler Blockade von Geist und Körper. Ihre Emotionen äußern sich oft in physischen Beschwerden wie nervöse Zuckungen und Ticks.

Haben Sie eine Beziehung mit einem Mann mit reinem hohen IQ, oder sind Sie vielleicht mit einem verheiratet? Dieser Typ von Mann hat einen extrem hohen IQ und eine schwach ausgeprägte emotionale Intelligenz. Im Allgemeinen ist er produktiv und ehrgeizig, aber auch kalt, kritisch und, wie uns die Frau eines solchen Mannes erzählte, ‚für seine Partnerin emotional nicht erreichbar'. Er ist wählerisch und schwer zufrieden zu stellen. Seine Sexualität oder sexuelle Erlebnisse bereiten ihm Unbehagen. Um sich zu schützen, verbirgt er seine Gefühle hinter obskuren und prätentiösen Ausdrücken. Es ist schwer zu beurteilen, was tatsächlich in ihm vorgeht, denn er versteckt seine Emotionen nicht selten hinter einem Wortschwall, klugen Argumenten und Fakten.

Er fühlt sich überlegen, wenn er sein Leben ausschließlich durch seinen Verstand regiert. Vielleicht nimmt er sogar an, dass seine brillante intellektuelle Maskerade ihn über die Mehrheit der ‚minderwertigen' Menschen erhebt, die sich in übertriebenem Maß von ihren Emotionen leiten lassen. In der folgenden Geschichte ist Carole bis über beide Ohren in einen solchen Mann verliebt. Larry ist ein cleverer Anwalt, der sich ganz und gar von seinem Verstand beherrschen lässt, stolz auf sein logisches Denken ist und es vermeidet, ‚sich in die Tiefen emotionaler Bereiche' zu begeben. Carole muss sich nun entscheiden, ob sie die Beziehung fortsetzen oder beenden will.

Carole und Larry: eine liebesintelligente Entscheidung

Carole besitzt einen Hochschulabschluss und bezeichnet sich selbst als kluge Frau, aber nach zwei gescheiterten Ehen (bei der ersten war sie ‚zu jung', in der zweiten wurde sie von ihrem Mann psychisch gequält) fragt sie sich manchmal, warum sie nun schon auf der Suche nach Ehemann Nummer drei ist. Eines Tages las sie in ihrer Lokalzeitung unter der Rubrik 'Familienanzeigen' folgende Annonce:

Äußerst gebildeter Mann mit hohen moralischen Werten, elegant, kontaktfreudig, mit Sinn für Humor liebt das Leben in der Stadt, weiß aber auch ein schönes Heim und Familie zu schätzen, gut aussehend, sportlich, 45, fühlt sich aber eher wie 25, wünscht sich eine besondere Person, die sein Leben teilt und innere und äußere Schönheit in sich vereint. Größe und Gewicht sollten in der Proportion stimmen. Spirituelle Offenheit erwünscht.

Sie traf sich mit Larry auf einen Drink, und beiden wurde klar, dass sie denselben Sinn für Humor hatten. Beide reisten gern und hatten schon einiges von der Welt gesehen. Auch ihr ethnischer Hintergrund und ihre religiöse Einstellung glichen sich. Nachdem sie vier Monate lang miteinander ausgegangen waren, wussten sie, dass sie eine ähnliche Vergangenheit durchlebt hatten und gemeinsame Ziele besaßen. Ihr Sexleben war für beide befriedigend, und ihre Vorstellungen über Familie, Kinder und ein gesundheitsbewusstes Leben stimmten überein. Sowohl im mentalen als auch im sozialen Bereich schienen sie zu harmonieren.

Carole war unsterblich verliebt und wollte den Rest ihres Lebens mit Larry verbringen. Also zog er mit seiner Tochter, die damals im Teenageralter war, in ihr renoviertes viktorianisches Haus. Alles schien perfekt zu sein. Larry ging freundlich und spielerisch mit ihrem achtjährigen Sohn um. Sie konnten über alles sprechen – nur nicht über ihre Partnerschaft. Larry weigerte sich rundweg, über ihre Beziehung und alles andere, was jemals Emotionen in ihm ausgelöst hatte, zu reden.

„Wenn ein Gefühl in ihm hochkommt, bekämpft er es energisch“, erklärte sie. „Wir können nichts ausdiskutieren. Stattdessen sitzt er vor dem Fernseher und weigert sich, mir zu antworten.“ Durch Larrys Unfähigkeit, ein emotionales Risiko einzugehen, fühlte Carole sich in Hinsicht auf ihre tiefsten Bedürfnisse vernachlässigt und hatte Angst, dass die Beziehung scheitern könnte. Larrys Widerwille, sich mit Gefühlsdingen zu beschäftigen, seine leicht sexistische Einstellung und einige Schwindeleien, bei denen sie ihn ertappt hatte, veranlassten sie, einen Therapeuten aufzusuchen. Sie erklärte ihm, dass sie trotz ihrer großen Liebe zu Larry im Zweifel sei, ob sie die Beziehung fortsetzen wolle.

Der Therapeut meinte dazu: „Denken Sie an die 90/10-Regel. Sie werden niemals zu 100 Prozent mit einem Partner zufrieden sein. Wenn 90 Prozent großartig sind und nur 10 Prozent ein Problem darstellen, sollten Sie es sich zweimal überlegen, ob Sie ihn verlassen.“ Also machte Carole eine Aufstellung und verglich Larrys Stärken mit seinen Schwächen. Sie kam zu der Überzeugung, dass seine Stärken bei weitem überwogen, und entschied sich dafür, einen Weg zu ergründen, durch den sie ihre eigene ‚emotionale Flamme‘ am Brennen halten konnte. Larry erklärte sich auf Caroles Bitte hin vor Kurzem bereit, einen Eheberater aufzusuchen, um gemeinsam an ‚Caroles Problemen‘ zu arbeiten.

Lassen Sie sich nur von Ihrem Herzen steuern?

Das andere Extrem ist der höchst emotionale Mensch – leicht erregbar, aufbrausend und impulsiv. Gehören Sie zu diesen emotional überladenen Personen? Sind Sie unfähig oder nicht bereit, Ihr Temperament zu zügeln und Ihre Gefühle zu kontrollieren? Reagieren Sie oft heftig, haben eine dramatische Ader und streben stets nach Aufmerksamkeit? Wollen Sie immer im Mittelpunkt stehen? Übertreiben Sie, reden Sie wie ein Wasserfall und schütten Ihr Herz aus, egal, ob Sie gerade Kummer haben oder überglücklich sind und Ihr Leben wunderschön finden? Vielleicht wissen Sie Ihren Intellekt generell nicht zu schätzen und lassen unberücksichtigt, wie wichtig er ist, um das Leben im Griff zu haben.

Wenn diese Beschreibung auf Sie zutrifft, dann stellen Sie Ihre Emotionen über Ihre Gedanken. Sie lassen zu, dass Ihre Gefühle Ihre Wahrnehmung bestimmen, anstatt Ihren Verstand einzusetzen, um die Intensität Ihrer Erfahrungen einzuschränken. Wenn Sie übertrieben emotional sind, mangelt es Ihnen an Präzision. Sie sehen meist nicht deutlich, was um Sie herum vorgeht, da Ihre Gefühle Ihre Wahrnehmungen im wahrsten Sinne des Wortes prägen und selektieren. Wahrscheinlich neigen Sie dazu, romantische Situationen falsch einzuschätzen oder überzubewerten, und manche Ereignisse, die im Grunde genommen nicht weiter schlimm sind, stürzen Sie in tiefe Verzweiflung. Im Extremfall ist ein Mensch, der sich ausschließlich von seinem Herzen steuern lässt, im realen Leben wie gelähmt und vollständig abhängig von anderen. Bereits ein Anflug von Traurigkeit oder eine Enttäuschung können heftige Depressionen auslösen. Goleman benutzt das Wort ‚überflutet', um zu beschreiben, was in den Personen vorgeht, die ihren starken Emotionen hilflos ausgeliefert sind.

Mit einem emotional orientierten Menschen zusammenzuleben ist im Extremfall nervenaufreibend. Jonathan, ein Mann, den wir interviewten, erzählte uns, dass seine Braut Janice, sein ‚Herzblatt', ihm auf dem Weg zum Altar sagte, es sei ein Fehler, sie zu heiraten, da sie eine sehr emotionale Frau sei. Wenn wir davon sprechen, dass uns jemand ‚am Herzen' liegt, so spielen dabei sowohl Gefühle wie auch Intuition und teilweise Schwärmerei oder unsere emotionale Verfassung eine Rolle. Janice ist Schauspielerin, und obwohl Jonathan sie sehr liebte, gab es in ihrer Beziehung bereits nach der Verlobung Schwierigkeiten. Er hatte festgestellt, dass sich immer alles um sie drehen musste, auch wenn sie nicht auf der Bühne stand. Sie reagierte übertrieben stark auf kleine Wehwehchen und Alltagsprobleme und war besonders schwierig, wenn sie unter Stress stand. Er bekam den Eindruck, dass sie die dramatischen Szenen, die sie auf der Bühne darstellte, manchmal in ihr Privatleben übertrug.

Während ihrer Ehe nahm Jonathan sich stets zurück, um Janice den Platz auf der Mitte der Bühne zu überlassen. Er zeigte Nachsicht und unterstützte die narzisstischen Bedürfnisse seiner Frau, aber er konnte nie mit ihr über seine Gefühle sprechen, da sie immer nur mit ihren eigenen Emotionen beschäftigt war. Nach sieben Jahren trennten die beiden sich. Wenn Sie sich ausschließlich von Ihrem Herz leiten lassen, dann wird es immer wieder Zeiten geben, in denen Ihr ganzes Leben ins Ungleichgewicht gerät.

Ihre emotionale Ökologie

Der bekannte Autor Barry Lopez bezeichnete kürzlich in einem Interview die Natur der Liebe als wechselseitige Beziehung, die ständiger Aufmerksamkeit bedarf. Er sagte: „Wenn man auf eine Beziehung ständig achtet und sich der entropischen Natur der Liebe bewusst ist – die nicht nur scheitern kann, wenn sie vernachlässigt wird, sondern auch, obwohl sie gepflegt wird –, dann geht man über die allgemeine Annahme hinaus, dass Liebe eine Emotion ist, die man auf eine Person projizieren kann ... Wahre Liebe ist ökologisch, ein sich gegenseitig ergänzendes System, wechselseitig ..."

Ihre *emotionale Ökologie* – also wie Sie sich fühlen, wie gut Sie mit anderen umgehen können und wie Ihre allgemeine Gefühlslage ist – hat einen Einfluss darauf, wie gut Sie kommunizieren und was Sie sagen. Ebenso hat Ihre emotionale Orientierung eine enorme Auswirkung darauf, wie erfolgreich

Sie Beziehungsprobleme lösen und ob Sie aus Ihren Erfahrungen lernen und positive Veränderungen vornehmen oder nicht. Intellekt allein genügt nicht, um emotionsgeladene Angelegenheiten zu regeln. Tatsächlich kann er sogar hinderlich sein. Viele gebildete Menschen sehen alles nur verstandesgemäß und machen trotzdem immer wieder die gleichen Fehler. Die verstorbene großartige Komikerin Gilda Radner pflegte zu sagen: „Ich definiere Verrücktheit wie folgt: Man tut immer wieder das Gleiche und erwartet, dass dabei etwas anderes herauskommt."

Die Untersuchungen, die Daniel Goleman und andere über emotionale Intelligenz angestellt haben, zeigen deutlich, welche zentrale Rolle Gefühle und der ‚emotionale Verstand' dabei spielen, ob ein Mensch im Leben erfolgreich ist. Der Level emotionaler Kompetenz oder ‚Fähigkeit', den Sie einbringen können, entscheidet darüber, ob Ihre Liebesbeziehungen erfüllend sein werden und ob Sie in' Ihrem Job Erfolg haben werden.

Ihre emotionale Ökologie bestimmt den Eindruck, den Sie anderen vermitteln, und wie diese Sie wahrnehmen. Die emotionale Ökologie entscheidet also darüber, ob andere Menschen Sie mögen und bewundern oder Sie als schwierig und problematisch ansehen. Ihre Emotionen wirken wie ein Filter. Sie beeinflussen Ihre Entscheidungen und Ihre Sicht der Dinge; sie sagen Ihnen, was Sie mögen und was nicht und, weitaus wichtiger, wem Sie trauen können und wen Sie besser meiden sollten. Haben Sie sich noch nie in der Gegenwart eines Menschen unwohl gefühlt, ohne zu wissen, woran es lag? Oder die Wärme und positive Energie eines Menschen gespürt, ohne auch nur ein Wort mit ihm gewechselt zu haben? In solchen Situationen sprechen Ihre Emotionen zu Ihnen und schützen Sie, damit Sie bekommen, was für Sie das Beste ist. Sie befinden sich im Einklang mit Ihrer Intuition und Ihrem physischem Ökosystem, und wenn Sie auf beides achten, werden sie bestimmen, wie einflussreich und überzeugend Sie sind, was immer auch geschieht.

Ihr emotionaler Verstand

Ihr emotionaler Verstand ist chronologisch unlogisch und filtert, ähnlich wie das Flusensieb eines Wäschetrockners, Teilchen Ihrer Vergangenheit, Gegenwart und Zukunft heraus. Er speichert Ihre Träume, Erinnerungen, Wünsche, Fantasien und Erfahrungen. Dieser Teil Ihres Gehirns arbeitet in einem Bereich, den Freud ‚primärprozesshaftes Denken' nannte. Das ist die Art des Denkens, die Sie dazu bringt, die Blätter eines Gänseblümchens abzuzupfen, um herauszufinden, ob Ihr Angebeteter Sie liebt oder nicht. Der emotionale Verstand befasst sich, wie auch die Logik von Träumen, mit Magie, Aberglauben, Metaphern und Kreativität.

Emotionale Gewandtheit: Beherrschung Ihres Gefühlsstroms

Emotionale Gewandtheit, also die Fähigkeit, Ihre Emotionen und die anderer Menschen zu begreifen, zu deuten und sie zu handhaben, erlangen Sie durch die Weiterentwicklung des *emotionalen Verstands*. Im Gegensatz zum intellektuellen oder zerebralen Verstand, bei dem Vernunft und Logik vorherrschen, arbeitet der emotionale unverzüglich. Seine Reaktionszeit überflügelt daher die Vernunft – er ist schneller als sie. Diese ‚Warp-Geschwindigkeit' des emotionalen Verstands erlaubt meist keine oder nur eine kurze Zeit zwischen einem Gefühl und dem, was es ausgelöst hat.

Starke, schnelle emotionale Reaktionen können durchaus zwischen Leben und Tod entscheiden. Wenn Sie sich in Gefahr befinden, muss Ihre Reaktion sofort erfolgen, damit Sie überleben – um Fakten zu sammeln und sie zu bewerten, fehlt die Zeit. Das wäre die Aufgabe Ihres Intellekts. Wenn Sie zum Beispiel im Straßenverkehr jemand schneidet, befiehlt Ihnen Ihr emotionaler Verstand zu bremsen, bevor Sie darüber nachdenken können. Wenn sich in einem Supermarkt jemand vordrängelt, bemerkt Ihr emotionaler Verstand auf der Stelle, dass Sie ausgenutzt werden sollen, und daher werden Sie unmittelbar ärgerlich. Positiv gesehen, ruft dieser Mechanismus Ihres emotionalen Verstands aber auch eine neurale Software auf, die dafür sorgt, dass Sie etwa an einem schönen Abend ein Glücksgefühl verspüren, wenn Sie einen bestimmten Menschen in der Menge entdecken.

Übung: Wie viele Emotionen können Sie benennen?

In dieser ersten Übung werden Sie die Vielfalt der menschlichen Emotionen betrachten, denn es gibt eine enorme Bandbreite von Gefühlen. Wie viele davon können Sie spontan benennen? Schreiben Sie einfach die Bezeichnungen aller Gefühle auf, die Ihnen einfallen, und zählen Sie anschließend, wie viele Ihnen ins Gedächtnis gekommen sind. Diese erste Liste wird Sie mit Ihrem eigenen emotionalen Leben in Verbindung bringen.

Denken Sie daran, dass jedes Gefühl mannigfaltig ist: Ärger, zum Beispiel, kann sich in Gereiztheit, Hitzköpfigkeit, Streitsüchtigkeit, Kampflustigkeit, blinder Wut, heftigem Zorn und so weiter äußern. Je mehr Emotionen Ihnen einfallen und Sie benennen können, umso größer ist die Wahrscheinlichkeit, dass Sie lernen werden, ein ideales Gleichgewicht zwischen Ihrem Verstand und Ihrem Herzen herzustellen.

Ein Leben ohne Liebesintelligenz

Liebesintelligenz bedeutet weder, emotional bedürftig zu sein, noch sich nach etwas zu sehnen und zu hoffen, dass jemand diese Sehnsucht stillen wird. Ohne Liebesintelligenz sind Sie nicht ehrlich mit sich selbst und sich nicht wirklich über Ihre Emotionen im Klaren, unabhängig davon, ob es sich um angenehme oder beunruhigende Gefühle handelt. Ohne Liebes-IQ fehlt Ihnen der Mut, mit Ihrem Partner über Ihre Gefühle zu sprechen. Ist das der Fall, dann besteht die Wahrscheinlichkeit, dass Sie und Ihr Partner sich nicht den nötigen Respekt zollen und sich, vor allem in schwierigen Zeiten, gegenseitig nicht ausreichend unterstützen.

Wenn Angst und Unsicherheit Ihr Leben bestimmen, wenn Sie Ihre Emotionen verdrängen oder wenn Sie das Gefühl haben, dass Ihnen etwas fehlt, was nur der richtige Mensch Ihnen geben könnte, dann leben Sie ohne Liebesintelligenz. Nicht Möglichkeiten, sondern Ängste und Unsicherheit bestimmen Ihr Leben. Sie kennen sich selbst nicht in- und auswendig und wissen auch nicht, was Sie wirklich mit Ihrem Leben anfangen sollen. Ohne Liebes-IQ wissen Sie nicht, wie dynamisch und selbstbestimmt Liebesbeziehungen sein können.

Liebesintelligenz beginnt damit, zu verstehen, dass Emotionen die Realität kreieren, indem sie alle Ihre Wahrnehmungen und Ansichten prägen. Ihre Gefühle sind das Tor zur Selbsterkenntnis. Wenn Sie erkennen und akzeptieren, was in Ihnen vorgeht, sich all Ihrer Gefühle bewusst werden und begreifen, was sie bedeuten, dann werden Sie Ihr Leben beherrschen und sich in Richtungen bewegen können, die Ihnen bisher verschlossen waren.

An alten Emotionen festhalten

Wenn Sie immer wieder mit alten, tief sitzenden und fest verwurzelten Emotionen beschäftigt sind, bleiben Sie stecken und können Ihre Chancen nicht wahrnehmen. Solange Sie an den alten, überholten und nutzlosen Dingen festhalten, verhindern Sie bedeutungsvolle und erfüllende Möglichkeiten. Der Mangel an emotionaler Intelligenz ist auf die Dauer erstickend und demoralisierend. Das kann sogar dazu führen, dass Sie das Gefühl haben, von Natur aus schlecht zu sein, kein besseres Leben zu verdienen und kein Recht auf eine funktionierende Partnerschaft zu haben.

Da Sie glauben, nichts Besseres verdient zu haben, denken Sie möglicherweise, dass Sie nicht dieselben Chancen haben wie andere Menschen. Wenn Ihr Vertrauen und Selbstwertgefühl derart gering sind, erwarten Sie auch nicht viel von sich selbst oder anderen. Sie glauben, dass Sie nicht über die richtigen Anlagen verfügen, um erfolgreich zu sein. Das Bild, das Sie von sich selbst haben, bestärkt Ihre Sichtweise. Aber ist es tatsächlich richtig? Oder stammt diese Negativität von bestimmten kraftvollen Emotionen, die Ihre Gedanken und Handlungen lenken, ohne dass Sie es sich bisher eingestanden haben?

Wenn Sie Ihr Ichbewusstsein verstärken und Ihre Umgebung genauer betrachten, werden Sie die Realität besser begreifen lernen. Sie werden Ihre eigene Welt nicht mehr durch Ihren Schmerz begrenzen. Was Sie fühlen, ist das, was Sie sehen. Erst wenn Sie sich Ihrer Emotionen deutlich bewusst werden und lernen, sie zu begreifen, beginnen Sie, Liebesintelligenz zu erfahren. Sobald Sie sich nicht mehr selbst einschränken, begrenzen Sie auch die Möglichkeiten Ihres Partners nicht länger. Sie werden sich nicht mehr von der Individualität, der Unabhängigkeit oder den anderen Interessen Ihres Partners bedroht fühlen, denn Sie werden Ihre eigene Individualität, Unabhängigkeit und Ihre eigenen Interessen besitzen.

Andrew und Jenny und das Ökosystem der Liebe

Kurz vor ihrer Hochzeit legten Andrew und Jenny hinter ihrem Haus einen japanischen Garten an, um den Beginn ihrer Zukunft zu zelebrieren und ein Symbol für ihre Bindung zu schaffen. Neun Jahre lang blühte der Garten im Frühjahr auf, im Sommer sah man dort eine Farbenpracht, und im Winter war alles kahl, bis auf die roten Beeren der Stechpalmen. Der Garten spiegelte die emotionalen Höhen und Tiefen ihrer Partnerschaft wider – ihre Stimmungen, die Zeiten der Ruhe und des Sturms und den sich immer wieder verändernden Zustand ihrer Verbindung.

Im zehnten Jahr ihrer Ehe war aus dem Garten ein wild wucherndes Gestrüpp aus nicht mehr erkennbaren Pflanzen geworden. Er zeigte deutlich, dass Jenny und Andrew sich voneinander entfernten. Sie hatten kein Sexleben mehr, und wenn Andrew hin und wieder zu Hause war, stritten sie ständig über Geld und Kindererziehung. In der hektischen Vorstadt-Routine ihres Ehelebens war bei beiden einiges verloren gegangen. Wenn Jenny Zeit hatte, darüber nachzudenken, sehnte sie sich nach der Nähe der ersten Jahre.

Eines Tages sprachen sie über den Verfall des Gartens und zogen in Erwägung, ihn durch einen Tennisplatz zu ersetzen. Nachdem sie darüber nachgedacht hatten, erinnerten sie sich jedoch daran, warum sie ihn angelegt hatten, und beschlossen, seine frühere Schönheit wieder herzustellen. Sie hatten jede Menge Arbeit vor sich. Das Unkraut überwucherte alles, einige Pflanzen mussten beschnitten werden, andere waren eingegangen, weil die Kinder darauf herumgetrampelt hatten. Die einzelnen Bestandteile des Gartens konnte man nicht mehr erkennen – ebenso hatten die beiden bestimmte Teile von sich selbst verloren.

Sie entwässerten den Teich, füllten ihn mit frischem Wasser und kauften japanische Karpfen. Danach versetzten sie einige Steine und vergrößerten damit das gesamte Areal. Sie legten die Wurzeln der Ahornbäume frei und begannen, über die Beschaffenheit des Gartens zu sprechen. Der Zengarten wird als heiliger Ort erachtet. Im Idealfall geht er weit über die menschlichen Erfahrungen hinaus und ist, wie die Liebe, eine Insel der Glückseligkeit. Er ist die Miniaturausgabe eines Ökosystems, das nur funktioniert, wenn man sich richtig darum kümmert, denn alle seine Elemente interagieren auf wechselseitige, gegenseitig zuträgliche und einträchtige Weise.

Die Grundelemente eines japanischen Gartens entsprechen dem konzeptionellen Rahmenwerk einer liebesintelligenten Partnerschaft. In einem Zengarten fließt immer Wasser. In einer Beziehung, die auf den Prinzipien der Liebesintelligenz basiert, fließen ständig Emotionen zwischen den Liebenden hin und her, Gefühle leiten den Energie- und Informationsfluss.

Eines Abends, als Jenny und Andrew im Garten knieten und Unkraut jäteten, sprachen sie darüber, dass auch ihre Ehe im Argen lag. Das war das erste von vielen intensiven, tiefen persönlichen Gesprächen. So wie ein Garten sein Areal erweitern kann, so kann auch ein Paar seine persönliche Welt ausbauen, um neue Menschen und Erfahrungen aufzunehmen. Darüber hinaus können die Partner neue Gefühle entwickeln – oder alte Emotionen wieder aufleben lassen, die sie bereits für immer verloren geglaubt hatten. Einfühlungsvermögen und gegenseitige Offenheit sind das Sprungbrett für gesteigerte Harmonie und Vertrautheit.

Wenn Partner sich weiterentwickeln, befindet sich ihr Ökosystem stetig im Wandel. Sie müssen sich immer wieder mit äußeren Kräften und dem Wechsel ihrer Gefühle auseinander setzen.

Dabei ist es sehr wichtig, dass beide sich über die Veränderung ihres emotionalen Terrains im Klaren sind. Sobald man zu starken Druck auf einen der Schwachpunkte ausübt, zu viele negative Empfindungen unterdrückt oder einem Bereich des gesamten Systems zu großes Gewicht beimisst, gerät die Beziehung aus dem Gleichgewicht, und Sie oder Ihr Partner werden Schwierigkeiten damit haben.

Wenn Sie in einem ausgewogenen emotionalen Ökosystem leben, werden Sie sich beide nicht mit dem Vorhersehbaren, dem Gewöhnlichen oder dem Bedürfnis nach Sicherheit zufrieden geben. Sie werden die Welt inner- und außerhalb ihrer Beziehung nicht als Ort ansehen, an dem Ihnen Gefahren drohen, sondern an dem Sie Ihre Chancen wahrnehmen können. Sie werden auch nicht auf der Stelle treten, weil Sie damit beschäftigt sein werden, ständig etwas Neues zu lernen, andere Menschen kennen zu lernen sowie neue Orte und sich selbst zu erkunden.

Da Sie sich nicht abschotten, wird sich Ihre Beziehung in ständiger Umgestaltung befinden, sich immerzu verändern und entwickeln. Der Mensch, den Sie vor Jahren kennen und lieben gelernt haben, ist heute nicht mehr derselbe, und Sie wissen die Veränderungen zu schätzen. Eine Partnerschaft, die nicht wächst und sich erweitert, stirbt. Ohne Liebesintelligenz werden Sie nicht begreifen, dass Beziehungen das Mittel sind, um zu wachsen und unser Leben zu erweitern.

Liebesintelligent zu sein heißt, zu wissen, dass Ihre Partnerschaft allein nicht alle Ihre Bedürfnisse befriedigen kann, um Ihnen ein glückliches Leben zu ermöglichen. Diese Annahme ist unrealistisch und belastet Ihre Beziehung – Sie beide würden dann sehr enttäuscht und desillusioniert sein.

Wenn Sie liebesintelligent sind, wissen Sie, dass Ihr Partner nicht alles in Ihrem Leben ist. Er kann für Sie da sein, Sie unterstützen, wenn es Ihnen schlecht geht, mit Ihnen feiern, wenn es Ihnen gut geht, Sie ermutigen, sich weiter anzustrengen, und Sie von ganzem Herzen lieben. Aber es liegt an Ihnen, Ihr inneres Glück und Ihren Platz auf dieser Welt zu finden. Ein Mensch mit einem hohen Liebes-IQ weiß, dass Glück und Erfüllung von innen kommen.

KAPITEL 2

LIEBE: DER EMOTIONALE COCKTAIL

Emotionen, Persönlichkeit, Begierde entstammen dem Fleisch und chemischen Substanzen.

DIANE ACKERMAN, *A NATURAL HISTORY OF LOVE*

Liebe: Was um alles in der Welt ist das? Eine Emotion? Ein biochemischer Vorgang? Etwas Physisches? Mentales? Vielleicht Spirituelles? Ist es irgendetwas, alles oder nichts davon? Das Wort umfasst eine Vielzahl von physischen Empfindungen, starken Gefühlen, intensiven Begierden, traumähnlichen Fantasien, Schwankungen der Psyche, sexuelle Empfindungen, Gedanken und imaginative Prozesse. Es schließt die verschiedensten Begriffe wie Bewunderung, Idealisierung, Verlockung, Freundschaft und sogar Besessenheit ein.

Wenn Sie sich mit den Werken von Wissenschaftlern, Dichtern und Mystikern befassen, um diese viel studierte und doch wenig verstandene Emotion zu begreifen, dann werden Sie nicht nur entdecken, dass es vier Grundarten sexueller Anziehung zwischen Menschen gibt, die man Liebe nennt: *Verliebtheit, romantische Liebe, vertraute Freundschaft oder kameradschaftliche Liebe* und *liebesintelligente* (*oder beständige*) *Liebe*, sondern auch dass es Hunderte Variationen, Kombinationen und Umsetzungen dieser vier Arten gibt.

In diesem Kapitel sehen wir uns die vier Grundarten der Liebe mal genauer an. Von der Verliebtheit – der Emotion, die uns vor Verlangen fast verrückt macht, aber möglicherweise nur eine auf Fantasien basierende Besessenheit ist – bis zur liebesintelligenten oder beständigen Liebe, die Ihr ganzes Selbst und das Ihres Partners ergreift – also keine Kurzgeschichte, sondern eher ein Epos. Wir hoffen, dass Sie nach der Lektüre dieses Kapitels in der Lage sein werden, das Gefühl der Verliebtheit zu beschreiben und zu verstehen, wie man jede Stufe des sichverliebens einschätzen kann. Wenn wir mit unserer Arbeit Erfolg haben, werden Sie den Unterschied zwischen abhängig machenden, einengenden negativen Gefühlen (wie sie in dem Abschnitt über Verliebtheit erläutert werden) und einer wahren, von Selbstbefreiung geprägten Liebe erkennen.

Die Kraft romantischer Leidenschaft

In Sagen kann die Kraft der Liebe Männer und Frauen in Tiere oder Bäume verwandeln, einen Frosch in einen schönen Prinzen und eine leblose Marmorstatue in eine Frau aus Fleisch und Blut. Die Kraft der romantischen Liebe kann wundertätig und magisch, sie kann die äußerste transzendente Form menschlicher Erfahrung sein. Geprägt durch unsere frühesten Erfahrungen und verbunden mit unseren tiefsten Träumen, stellt dieses umgestaltende Bild der Liebe die Basis für viele Mythen und großartige literarische Werke dar.

Romantische Leidenschaft kann auch Schmerz, Wahnvorstellungen, geistige Erkrankung, Sucht oder fatale Anziehung symbolisieren. Dann allerdings führt leidenschaftliche Liebe zur Selbstzerstörung und treibt uns in den Wahnsinn. Bereits seit der Zeit der alten Griechen beherrschen diese beiden gegensätzlichen Meinungen die Ansicht über romantische Liebe und Leidenschaft in der westlichen Welt. Beide Anschauungen verbindet jedoch der Glaube an die ungeheuere Kraft der Liebe und die elementare Rolle, die sie in unserem Leben spielt. Nur wenige andere Aspekte in unserem Leben rufen eine solche Reihe von kraftvollen emotionalen Energien und unbewussten Wünschen hervor, und kein anderes Gefühl ist derart komplex und in seiner Zusammensetzung so verworren.

Im Herzstück der romantischen Liebe, sozusagen in ihrem Innersten, müssen sich unsere primitivsten, animalischen emotionalen Bedürfnisse mit unseren zivilisierten persönlichen und kulturellen Fantasien verbinden und sich in unserer Einstellung über Liebe, unseren Entscheidungen und unserem Verhalten manifestieren. Eine Frau sagte uns dazu in einem Gespräch: „Liebe ist Glückseligkeit und die Hölle, die Hölle und Glückseligkeit. Sie ist wie eine emotionale Achterbahn, auf der man große Schwierigkeiten hat, die Beherrschung nicht zu verlieren."

Plato war der Ansicht, bei der Entstehung der Menschheit habe es nur ein Geschlecht gegeben. Im griechischen Äquivalent des Sündenfalls wurden daraus zwei Geschlechter. Er sagte, das Streben nach Liebe sei die Suche nach der fehlenden anderen Hälfte gewesen – und allein das Finden dieser fehlenden Hälfte sei der einzige Weg gewesen, Ganzheit zu erlangen.

Nur Liebe bringt uns das Gefühl der Wärme und Geborgenheit zurück, das wir im Mutterleib empfunden haben, oder die Sicherheit, die wir später in den Armen unserer Mutter verspürt haben. Durch die körperliche Nähe und emotionale Intimität der Liebe wird diese ursprüngliche Vereinigung nachgeahmt. Menschen vermeiden das Gefühl, auf dieser Welt isoliert und einsam zu sein, indem sie sich verlieben und lieben. Liebe verstärkt unser Selbstwertgefühl oder zieht es nach unten. Zu lieben ermöglicht es uns, im gegenwärtigen Augenblick zu leben, und manchmal lässt Liebe sogar die Zeit stillstehen.

Meistens beginnt Liebe mit animalischer Anziehung, einer rein physischen Erfahrung, an der alle Sinne beteiligt sind, im Besonderen jedoch Geschmacks-, Geruchs- und Tastsinn. Bestimmte Rituale, Praktiken und farbenfrohe Zurschaustellung sind Teil des intimen Reigens der Liebe im gesamten Tierreich. In unserer Spezies kann man animalischer Anziehung begegnen, wann immer sich Singles treffen. Oder, mit ein wenig Glück, können Sie sie sogar in Ihrem eigenen Garten beobachten.

Jedes Frühjahr sehen wir einer Schar wilder Truthähne in unserem Garten zu. Sie paaren sich im April und Anfang Mai. Wilde Truthähne sind polygam. Die Puter kollern, stolzieren umher, fächern ihre Schwanzfedern und plustern ihr Gefieder auf, um einen Harem von Hennen zu beeindrucken. Zuerst geben die Hennen vor, das nicht zu bemerken, und picken weiter Samen vom Boden auf. Wenn das Verlangen eines Männchens intensiver wird, nimmt sein weißer Kopf eine grünblaue Farbe an, und es spreizt die Schwanzfedern wie eine Flamencotänzerin ihren Fächer.

Ausgewachsene Männchen kollern lautstark, um die Aufmerksamkeit der Hennen zu erregen und potenzielle Konkurrenten abzuschrecken. Sowohl Männchen als auch Weibchen schreien, gackern, gurren, klappern mit den Schnäbeln und kollern, bis sie schließlich im Unterholz verschwinden. Diese ganze Szene veranschaulicht beispielhaft animalische Anziehung sowie Grundinstinkte in ihrer ausgeprägtesten Form.

Verliebtheit

Wie die berühmte Anthropologin Helen Fisher es beschreibt, werden in der Evolution seit vier Millionen Jahren bei der Fortpflanzung die Paarungsrituale aus dem Tierreich von Menschen nachgeahmt. Der grundlegende Sexualtrieb, den alle Tiere in sich tragen, entwickelte sich zu dem ‚menschlichen Gefühl der Verliebtheit'. Wahrscheinlich haben auch Sie schon einmal dieses unglaublich leidenschaftliche, intensive Gefühl erlebt – eventuell sogar öfter als nur einmal. Das Glücksgefühl und die Aufregung veranlassen Sie, sich albern und töricht zu verhalten.

Sie sind von Ihrem Geliebten besessen, geraten in einen Strudel von unkontrollierbaren Wünschen, Begierden und starkem Überschwang. Vielleicht erleben Sie gerade jetzt eine solche stürmische Phase. Möglicherweise glauben Sie sogar, dass diese enorm leidenschaftlichen, alles umfassenden physischen Empfindungen andauern werden und dass, dieses Mal, die gefürchtete Periode der Abkühlung nicht eintreten wird.

Viele Menschen halten starken sexuellen Reiz und intensive Gefühle schlicht und einfach für Liebe, aber animalische Anziehung ist das Vorspiel, der Appetithappen, also nur der Beginn einer sich entwickelnden Liebe. Die von Sexualität bestimmte Phase der Verliebtheit heizt Ihre Gefühle an. Das ist die Taktik der Natur, um die Beziehung in Gang zu bringen. Wenn die Wirkung der ‚chemischen Liebesstoffe' nachlässt, der Rausch sich legt und Sie, was unvermeidlich ist, wieder nüchtern werden, ist die erste Phase einer Liebe beendet, und wenn Sie es zulassen, kann die zweite Stufe beginnen.

In der zweiten, dritten und vierten Phase entwickelt sich die Liebe, und manchmal zerbricht sie auch. Sie verändert sich ständig – sie nimmt ab und dann wieder zu, um Kraft für den Rest des Marathonlaufs zu sammeln. Ist sie liebesintelligent, dann ist es gut möglich, dass sie die ganze Strecke durchhält: denn sie ist stark genug, Sie und Ihren Partner weiterzubringen und Sie beide und Ihre Beziehung zu verändern.

Die süße Sucht

Sie wissen, wie man sich fühlt, wenn man liebeskrank ist. Schlaflose Nächte, Telefonate, die beide nicht beenden wollen, die Schauer, die prickelnden Gefühle, die anhaltende Besessenheit. Sie müssen ständig an ihn denken. Seine Stimme schmilzt in Ihren Ohren wie Schokolade im Mund. Sobald er Sie berührt, haben Sie das Gefühl, Ihr ganzer Körper würde vibrieren. Sie können es kaum erwarten, ihn zu sehen; Sie hängen an seinen

Lippen, denken über jedes seiner Worte nach, und wenn Sie sich treffen, dann sind Sie beide auf ‚Liebesspeed' und zittern förmlich. Weder Essen noch Schlaf sind wichtig. Sie fühlen sich schwindlig, benommen und erfüllt. Ständig haben Sie das Gefühl, gerade den Jackpot gewonnen zu haben – in der emotionalen Lotterie.

Erica und Chris

Wenn Erica an die ersten Tage mit Chris zurückdenkt, dann klingt das so: „Ich fühlte mich, als würde ich schweben und in einer anderen Welt leben." Erica beschloss, ihr restliches Leben mit Chris zu verbringen. Sie sind jetzt seit acht Monaten zusammen und haben gerade den Mietvertrag für eine gemeinsame Wohnung unterschrieben. „Wir haben uns pausenlos E-Mails geschickt", erzählt Chris. „Wenn ich sie einmal ein paar Tage nicht sehen konnte, wurde mir klar, wie sehr ich mich nach ihr sehnte – und das war bereits nach zwei Wochen so. Ich weiß noch, dass wir zu diesem Zeitpunkt zum ersten Mal einen ganzen Tag lang voneinander getrennt waren, seitdem wir uns begegnet waren."

Chris und Erica sind ineinander verliebt und erleben die Art von Liebe, die physische Symptome hervorruft, ähnlich wie es bei einer Krankheit der Fall ist, obwohl sie nicht wirklich krank sind. Im Stadium der Verliebtheit treten oft Familienmitglieder, Freunde und Arbeitskollegen in den Hintergrund. Einige sind vielleicht irritiert oder verärgert, wenn Sie und Ihr Partner nur noch Interesse füreinander haben und alle anderen nicht mehr beachten. Die Psychologin Dorothy Tennov interviewte und testete Hunderte Singles und Paare und dokumentierte die Ergebnisse in ihrem Buch *Limerenz, über Liebe und Verliebtsein*. Sie beschreibt die üblichen Symptome der Verliebtheit, die sie als ‚Limerenz' bezeichnet wie folgt:

- Die häufigsten emotionalen und körperlichen Empfindungen sind Erregung mit beschleunigtem Herzschlag und Puls, ein gesteigertes Gefühl der Lebendigkeit, die ständige Beschäftigung mit Gedanken und Fantasien über die Person, in die Sie verliebt sind, sowie Momente der Ekstase.
- Sie widmen Ihre Zeit und Energie dem ‚Tanz der Liebe' bei der Umwerbung und schenken anderen Zielen keine Aufmerksamkeit mehr.
- Wenn Sie glauben, dass die Beziehung sich nicht rasch genug entwickelt oder Ihr Partner kühler wird, dann überfallen Sie möglicherweise schreckliche, düstere Gefühle wie Angst, Verzweiflung, Depression, Zorn und Eifersucht – das ist das zweischneidige Schwert der romantischen Phase Ihrer Beziehung.

Liebeskrankheit

Verliebtheit kann jederzeit auftreten – von der frühen Kindheit bis ins reife Alter. Diese intensive, auf Leidenschaft basierende Emotion nennt man auch Liebeskrankheit, ‚Limerenz' oder Besessenheit. Bezeichnenderweise wissen Sie und Ihr Partner in dieser Hinsicht nur wenig übereinander. Verliebtsein ist verbunden mit Fantasien und Projektionen; Ihr Geliebter reflektiert Ihre geheimen Wünsche und Begierden. Im Allgemeinen sind diese Sehnsüchte unrealistisch und idealisieren Ihren Angebeteten. Verliebtheit kann nur bestehen, solange Ihr idealisiertes Bild von Ihrem Geliebten nicht durch die Realität getrübt wird – das geschieht dann, wenn Sie den Menschen, nach dem Sie verrückt sind, näher kennen lernen –, also solange keine wirkliche Interaktion zwischen Ihnen stattfindet. Die Phase der Verliebtheit ist nämlich nicht von Kommunikation geprägt. Dieses Schweigen erlaubt es Ihnen, in Ihrer Fantasie das Bild eines idealen Partners zu zeichnen.

Verliebtheit ist wie ein Cocktail. Gemischt mit anderen Emotionen ergibt sie ein starkes, pures, kraftvolles Gefühl. Wie die Psychologen Elaine Hatfield und Richard Rapson erklären, verstärkt sich Liebe durch die Verbindung mit anderen elementaren Emotionen wie Furcht, Zorn, Freude oder Traurigkeit mit Schwindel erregenden und tief greifenden Auswirkungen. Leidenschaftliche Liebe oder Verliebtheit wird als stürmisches physisches Gefühl erlebt, es hat jedoch auch einschneidende psychologische Auswirkungen auf Seele und Körper. Verliebtheit verursacht mit Sicherheit eine biochemische Explosion. Sie entfacht das Verlangen, mitgerissen zu werden und der vorhersehbaren, üblichen Langeweile des Alltags zu entfliehen. Sie ist wie ein Reagenzglas, gefüllt mit flüssigen Emotionen, dessen Inhalt Ihre Psyche und Ihren Körper mit Adrenalin, Endorphinen und anderen Chemikalien mit langen Namen versorgt – ein starker Cocktail, der zu wirken beginnt, sobald Sie sich nach einem Partner sehnen.

Hatfield und Rapson vertreten außerdem die Auffassung, dass die romantische Leidenschaft im Zustand der Verliebtheit sogar noch stärker und elektrisierender sein kann, wenn sie sich mit anderen Gefühlskombinationen mischt und erweitert. Dazu zählen Eifersucht und Verzückung, Unsicherheit und Verlustängste. Mit anderen Worten: Sowohl Lustgefühle wie auch Schmerz fachen die Leidenschaft in der Phase der Verliebtheit an und erzeugen die Höhen, die mit dieser Erfahrung verbunden sind.

Übung: Wie vertraut sind Sie mit Verliebtheit?

Wie oft haben Sie die Schwindel erregenden Höhen und die herben Enttäuschungen des Verliebtseins schon erlebt? Entwickeln sich Ihre Beziehungen jemals über diese Phase der emotionalen Achterbahnfahrt hinaus? Gehen Sie die nachfolgende Liste durch und haken Sie die Symptome der Verliebtheit ab, die Ihnen bereits vertraut sind. Notieren Sie in Ihrem Heft, wie oft Sie diese Phase der Liebe durchgemacht haben, und denken Sie darüber nach, ob Sie in diesen Situationen wirklich verliebt waren.

- Sie verspürten leidenschaftliches Verlangen und den starken Wunsch, dem Menschen, in den Sie verliebt waren, nahe zu sein.
- Sie wünschten sich sehnlich, dass Ihre Gefühle von diesem Menschen erwidert würden.
- Sie erlebten das ‚Glückseligkeit und Hölle'-Syndrom oder Stimmungsschwankungen, je nachdem, wie der Mensch, in den Sie verliebt waren, sich verhielt.
- Sie hatten intensive Tagträume von diesem Menschen.
- Sie lebten in der ständigen Angst, von diesem Menschen verlassen oder abgewiesen zu werden.
- Sie reagierten überempfindlich auf das Verhalten dieses Menschen.
- Wenn Sie von diesem Menschen getrennt waren, fühlten Sie sich beraubt, und Ihr Herz hungerte nach Liebe.
- Wenn dieser Mensch positiv auf Sie reagierte, schienen Sie plötzlich zu schweben.
- Sie fühlten sich wie besessen und konnten es nicht verhindern, dass Sie unaufhörlich an diesen Menschen denken mussten.
- Sie fühlten sich unvollständig und einsam, wenn dieser Mensch nicht bei Ihnen war.
- Sie sehnten sich danach, Ihre ganze Zeit mit diesem Menschen zu verbringen.
- Sie brauchten ständige Bestätigung von diesem Menschen.
- Sie konzentrierten sich ganz auf diesen Menschen und änderten Ihr Leben, um sich ihm anzupassen.

Wenn Sie auch nur einen dieser Punkte abhaken konnten, dann waren Sie verliebt und wissen, wie das ist. Je mehr dieser Gefühle und Verhaltensweisen Sie abhaken konnten, umso heftiger war Ihre Verliebtheit oder ist es nach wie vor. Sollten Sie immer noch dem Zustand des Verliebtseins verfallen sein, werden Sie diese Art von Gefühlen auch in jeder weiteren Beziehung brauchen.

Wir nennen Verliebtheit die ‚Supernova' in der Galaxie der Liebe, da ihre Lebensdauer so kurz und ihre Leidenschaft so stark ist, dass sie nicht lange andauern kann und verbrennt. Michael Liebowitz vom New York State Psychiatric Institute hat die chemischen Abläufe im Gehirn von Verliebten untersucht. Seine Forschungen bestätigen die kurze Lebensdauer der Verliebtheit in der Realität. Gemäß dieser Studien produziert Verliebtheit gewisse Biochemikalien, die als natürliche Amphetamine fungieren. Sie überschwemmen unser emotionales Kernstück, das sich im limbischen System des Gehirns befindet, und bringen uns dazu, uns verträumt und optimistisch, schwindlig und euphorisch zu fühlen. Offenbar findet sich dieser Antriebsstoff auch in Schokolade. Daher verspüren wir Verlangen nach diesem süßen Muntermacher.

Liebesjunkies

Verliebtheit kann uns ohne Vorwarnung zu jeder Zeit und an jedem Ort überfallen. Sie kennt keine Altersgrenzen (obwohl sie häufiger von jüngeren Menschen erlebt wird) und nimmt weder Rücksicht auf Zeit und Ort noch Eheversprechen. Verliebtheit ist fließend, beginnt rasch und endet abrupt. Sie verursacht, dass Jugendliche ganz plötzlich leidenschaftlich für ihre Lehrer beiderlei Geschlechts, für Filmstars und andere berühmte Persönlichkeiten schwärmen. Verliebtheit ist die süchtig machende Art von Liebe, die Madame Bovary bei einer Reihe von Partnern suchte, welche sie jedoch alle enttäuschten, und die überladenen, gefährlichen Liaisons, die jeden Tag in den Soap Operas im Fernsehen gezeigt werden.

Ihre kurze Lebensdauer ist der Grund, warum manche Menschen zu wahren Liebesjunkies werden. Sobald das biochemisch erzeugte Hoch in der Liebe abnimmt, sehnen sie sich auch schon nach dem nächsten ‚Schuss'. Also stürzen sie sich in eine andere Beziehung, dann in die nächste und so weiter ... In der romantischen Liebe verliert Verliebtheit ihre Kraft nach ein bis drei Jahren. Dann begibt sich ein Paar entweder in eine weniger intensive Phase der Liebe, oder es trennt sich. Die Forscher Liebowitz und Klein, die andere Chemikalien verwendeten, um die so genannten ‚Liebeschemikalien' zu blockieren, fanden heraus, dass sich Liebesjunkies ohne ihre ‚Drogen' tatsächlich auf Langzeitbeziehungen einließen, in denen sie weniger Intensität und mehr Unterstützung erfuhren und damit auch zufrieden waren.

Im Zustand der Verliebtheit festgefahren

Wenn sich die Verliebtheit legt, sinkt das ‚Fieber'; Ihre Emotionen schwächen sich ab und verlieren die Intensität, die Erregung und den Reiz des Verliebtseins. Vielleicht haben Sie nun das Gefühl, sich ‚entliebt' zu haben. Doch wenn Sie diesen Wandel durchleben, gehen Sie lediglich in die nächste Phase der Liebe über und betreten das unbekannte Terrain der Angst und Überraschungen, auf dem Sie eine Reihe von neuen Problemen und Optionen erwartet. Möglicherweise sehen Sie diese Abschwächung nicht als Beginn eines neuen Abschnitts in der Entwicklung Ihrer Partnerschaft, aber Sie sollten ihr trotzdem eine Chance geben. Wenn Sie nämlich auf der Abschussrampe stehen bleiben und erwarten, dass sich die Raketen fortwährend selbst abfeuern, werden Sie sich bloß von einer Beziehung in die andere stürzen, immer auf der Suche nach der Intensität des

Starts. Das Feuerwerk hält jedoch niemals an, sondern die Enttäuschung und Ernüchterung in der Beziehung wachsen.

Manche Menschen sind sehr anfällig dafür, in der Verliebtheitsphase stecken zu bleiben. Sie verlassen niemals die Plattform, um die weniger intensive, aber dafür tiefere Intimität zu suchen, welche die romantische Liebe charakterisiert. Besonders empfänglich für die Leidenschaft in der Phase des Verliebtseins sind Menschen, die große Verlust- und Trennungsängste haben, die unsicher und unselbstständig sind, nur ein geringes Selbstwertgefühl besitzen oder sehr hilfsbedürftig sind. Ihre Beziehungen gehen alle in die Brüche, weil sie hauptsächlich auf Fantasien über Ihren Liebsten und Projektionen auf ihn beruhen, die mit dem eigentlichen Menschen wenig gemein haben.

Wenn Sie sich unsicher fühlen, sich für nicht liebenswert und wertlos halten und sich selbst hassen, dann vermeiden Sie sich selbst. Sie blockieren Ihren eigenen Zugang zur *Selbstliebe*, also dem natürlichen Selbstwertgefühl und Selbstrespekt, die Ihnen den Weg zur Ausschöpfung Ihres Potenzials und zur Erweiterung Ihrer Fähigkeiten weisen. Je mehr Sie Ihre unerforschte und zurückgewiesene Selbstliebe umgehen, umso mehr projizieren Sie diese auf eine andere Person – einen unerreichbaren Liebsten oder, wenn verfügbar, auf jemanden, der sich nicht für eine Partnerschaft mit Ihnen eignet.

Die Sucht nach negativer Erregung

Möglicherweise gehören Sie zu den Menschen, die bei ‚negativer Erregung' aufblühen, wenn Sie verliebt sind. Sie genießen den Nervenkitzel, nicht zu wissen, woran Sie sind, den Verdacht, dass Ihr Partner sich außer mit Ihnen noch mit jemand anderem trifft, oder die Verzweiflung, wenn Ihre Liebe nicht erwidert wird. Verliebtsein bedeutet, eine Beziehung zu jemandem zu haben, wenn man Angst vor Intimität hat. Dabei kann es zu Dreiecksverhältnissen kommen, oder das Verliebtsein ist eher situationsbedingt, das heißt von momentanen Ereignissen ausgelöst. Auch Einsamkeit oder Langeweile können Verliebtheit entfachen, wenn das Objekt Ihrer Begierde eher eine Lücke füllt, als Ihrem bereits zufrieden stellenden Leben ein Element hinzuzufügen. Sobald Sie auf den Boden der Realität zurückkehren und entdecken, dass die Person, in die Sie verliebt sind, nur ein normaler Mensch ist, ist die Verliebtheit rasch vorbei. Dann empfinden Sie plötzlich Wut auf den Menschen, in den Sie verliebt waren, weil er oder sie Ihren Fantasien nicht gerecht geworden ist.

Fast niemand ist immun dagegen, sich über alle Maßen zu verlieben. Wer jedoch über Liebesintelligenz verfügt, verwechselt kaum Verliebtheit mit der reifen und anhaltenden Liebe, nach der er sucht oder die er bereits mit seinem Partner erlebt.

Romantische Liebe

Romantische Liebe kann durchaus mit Verliebtheit beginnen, doch entweder ist sie nach der Phase der Verliebtheit vorüber, oder sie entwickelt sich zu einer ganzheitlichen, auf Freundschaft basierenden Liebe, in der beide Partner sich auf emotionaler, physischer und spiritueller Ebene verbinden. Am Beginn einer romantischen Liebe kann auch Freundschaft stehen, die lange Zeit glimmt und sich dann mit einem Mal in Leidenschaft verwandelt.

Nach der Anfangsphase ist die romantische Liebe ein weniger emotionales Erlebnis als die Verliebtheit. Man könnte sie als tröstliche Nahrung für die Liebe bezeichnen. Die für beide höchst angenehme Ebene, auf der die Partner sich bewegen, die Zärtlichkeit, die enge Bindung und das Vertrauen, das emotionale Offenheit erlaubt, erzeugen Engagement, tiefe Bindung und die Bereitschaft, sich dem Partner gegenüber emotional freimütig und verletzlich zu zeigen. Romantische Liebe gleicht der Verliebtheit, da auch sie auf der Idealisierung einer anderen

Person und der Romantisierung des Gefühls der Liebe an sich basiert. Dennoch tritt romantische Liebe einen Schritt näher an eine starke Bindung heran, da die emotionale Angst in der Partnerschaft geringer ist und sie nicht nur auf Fantasien oder Idealisierung beruht, sondern eher die wahre Persönlichkeit eines Menschen berücksichtigt. Viele Paare beschreiben ihre Erfahrung mit der romantischen Liebe so: „Wir können stundenlang über alles reden", oder: „Wir lachen viel miteinander und haben Spaß daran, etwas gemeinsam zu unternehmen."

Romantische Beziehungen können zu verschiedenen Zeiten viele Arten der Liebe beinhalten, jedoch rührt jeder Typ von den Bindungen her, die wir in der Kindheit mit unseren Eltern erlebt haben. Der russische Schriftsteller Leo Tolstoi begriff die vielfältigen Ausdrucksformen der romantischen Liebe. In seinem epischen Roman *Anna Karenina* über tragische und glückliche Liebesbeziehungen schildert er sowohl die stürmische, ehebrecherische Beziehung zwischen Anna und Vronsky, die mit Verzweiflung und Tod endet, als auch die warme, bezwingende Verbindung zwischen Kitty und Levin, deren Liebe tief in ihren Seelen verwurzelt ist.

Sich verlieben: Die Weiterentwicklung der romantischen Leidenschaft

Vier Jahre bevor Karen das Wohnzimmer eines Freundes betrat und sich auf den ersten Blick verliebte, hatte eine Astrologin ihr gesagt, dass sie sich keine Sorgen machen solle, nach ihrer Scheidung eine neue Liebe zu finden. Sie meinte, Karens Schicksal sei es, innerhalb der kommenden vier Jahre der Liebe ihres Lebens begegnete. Nach ihrer Scheidung traf sich Karen mit mehreren Männern, bis sie eines Winterabends, drei Monate vor Ende des angekündigten Zeitraums, zu einer Dinnerparty in das Haus eines Freundes ging. Sie nahm neben dem Mann Platz, der ihr Lebenspartner werden sollte. Karen wusste vom ersten Augenblick an, dass er für sie bestimmt war. Alle ihre bisherigen Fantasien des perfekten Liebhabers wurden Wirklichkeit. Der Fremde verkörperte alles, was sie sich immer von einem Partner erträumt hatte. Seine Figur, sein Aussehen, seine Interessen und seine Intelligenz, seine Werte und die Lebensanschauung – alles stimmte mit ihren bewussten und unbewussten Wünschen überein.

Liebe auf den ersten Blick ist möglich und wird für einige wenige glückliche Menschen tatsächlich wahr, wenn auch nur sehr selten. Bei den meisten Frauen und Männern ist das Verlieben ein Prozess, der mit den Sinnen beginnt – sehen, riechen, schmecken, berühren – und sich rasch mit verschiedenen fantasievollen Verhaltensweisen fortsetzt. Der französische Schriftsteller Stendhal zählt zu den scharfsinnigsten Beobachtern des Prozesses des Verliebens. Selbst heutzutage stützen sich Psychologen und Theoretiker beim Thema Liebe auf seine Beobachtungen und zitieren etwa den Sieben-Stufen-Prozess, der beschreibt, wie unsere Emotionen funktionieren, wenn wir uns verlieben. Wir haben nicht genügend Raum, um auf alle sieben Stufen einzugehen, aber die ersten drei sind von Interesse und es wert, dass wir sie hier betrachten.

Stufe 1: Die ersten Gefühlsregungen

Wenn Sie sich in einen anderen Menschen verlieben, himmeln Sie ihn an und halten ihn für etwas Besonderes. Sie bewundern ihr schimmerndes Haar oder halten sein Lächeln für sexy. Sie denken begeistert an die Gespräche mit ihm oder ihr. Sie reden ständig über seine besonderen Fähigkeiten; immerzu drängen sich Gedanken an sie in Ihr Bewusstsein. Er bewegt und berührt Sie. Vorfreude ergreift Sie. Der Motor Ihrer Fantasie läuft auf Hochtouren, wenn Sie sich vorstellen, dass diese Person etwas für Sie empfinden könnte, und Sie fragen sich, was er oder sie wohl von der Lage auf dem Aktienmarkt hält oder von der neuen CD, die Sie sich gerade angehört haben.

Die Autorin und Regisseurin Nora Ephron begriff genau, worum es in dieser ersten Phase der Liebe geht. In Filmen wie *Harry und Sally*, *Schlaflos in Seattle* und *E-Mail für dich* stellt sie auf anschauliche Weise hervorragend die erste 'warme und weiche' Stufe romantischer Liebe dar. Sie geht der nächsten Stufe voraus, in der man hofft, diese Beziehung möge sich entwickeln und es gebe deutliche Anzeichen, dass man tatsächlich zusammenkommen könnte. An diesem Punkt beginnen sich Ihre Fantasien über Bindung und eine gemeinsame Zukunft zu verstärken. In der Phase, in der sich die ersten Gefühlsregungen manifestieren, widmen Sie diesem speziellen Menschen etwa zehn Prozent Ihrer Gedanken. In Stufe 2 beschäftigen Sie sich in etwa achtzig Prozent am Tag mit ihm.

Stufe 2: Kristallisation und Idealisierung

Kristallisation und Idealisierung sind zwei der interessantesten Vorgänge im Prozess des Sichverliebens, die beide sehr rasch eintreten. *Idealisierung* oder die absolute Blindheit für die Schwächen eines geliebten Menschen sind typisch sowohl bei Verliebtheit als auch bei Liebe, die sich in Besessenheit verwandelt – die geliebte Person wird nicht dafür geliebt, wer sie ist, sondern als idealisiertes Objekt. Kristallisation, ein Begriff, der zuerst von dem Schriftsteller Stendhal geprägt und später von Tennov übernommen wurde, bezeichnet den Prozess, wenn eine normale Person im Geist des liebenden Menschen in eine glanzvolle, perfekte Gestalt verwandelt wird.

In einem Märchen wie *Aschenputtel* findet dieses Wunder der Umgestaltung in der romantischen Liebe sofort statt, wenn das in Lumpen gekleidete Mädchen durch einen gläsernen Schuh in eine Prinzessin verwandelt wird. Im wirklichen Leben dauert es eine Weile, bis sich eine Person in einen Prinzen oder eine Prinzessin verwandelt. Während des Prozesses der Kristallisation geschehen drei Dinge: Sie halten Ihren Geliebten für perfekt, Sie wünschen sich in Ihren Fantasien, von diesem großartigen Menschen geliebt zu werden, und gleichzeitig packt Sie die schreckliche Angst, dass sich dieser Wunsch womöglich nicht erfüllt. Während dieser Phase der Verliebtheit besteht Ihr Hauptziel darin, mit Ihrem Geliebten eins zu werden, Ihr Seelenleben und Ihre Persönlichkeit zu einer neuen, wunderschönen Einheit zu verschmelzen und von ihm das Versprechen zu bekommen, dass er Sie immer lieben wird.

Wie Sie sehen, ist Verliebtheit eine völlig subjektive, sogar künstlerische Erfahrung, ein gemeinsames Produkt Ihrer Fantasie und Ihrer Emotionen, die einen normalen, durchschnittlichen Menschen für zumindest zwei bis sechs Monate in einen Gott oder eine Göttin verwandeln können. Sie erschaffen und färben Ihren Geliebten nach der Palette Ihrer Kindheit, Ihren verinnerlichten Vorstellungen eines idealen Partners und Ihren Fantasien. Andere Menschen sehen sehr wahrscheinlich nicht das, was Sie gerade sehen. Sie sind der Künstler, der die Illusion dieser perfekten Person kreiert, und zwar auf der Grundlage Ihrer Auffassung vom Aussehen und Wesen eines idealen Partners.

Kristallisation ist interessanterweise dadurch gekennzeichnet, dass Sie die Fehler und Schwächen dieses Menschen durchaus bemerken, diese aber in positive Attribute umwandeln, wohingegen Sie bei der Idealisierung Fehler überhaupt nicht zur Kenntnis nehmen. In anderen Worten, Ihr Verstand ordnet seine Launenhaftigkeit als ‚starke Sensitivität' ein. Wenn sie schlechte Laune hat, stellt sich das in der Übersetzung als ‚leidenschaftliches Gefühlsleben' dar. Wir glauben, dass diese Art der emotionalen Rationalisierung oder Verleugnung während der Phase der Kristallisation einen wichtigen Bestandteil darstellt, um das Band der Liebe zu festigen – solange Sie wissen, was vor sich geht.

Stufe 3: Die Illusion aufrechterhalten

Romantische Liebe ist der Verliebtheit ähnlich, weil in diesen beiden Aspekten der Liebe Idealisierung eine Rolle spielt. Bei der romantischen Liebe ist Ihnen die Person bekannt, die Ihre Zuneigung gewonnen hat, aber Sie idealisieren sie immer noch. Für viele Menschen sind der Nervenkitzel und die Intensität romantischer Liebe am Anfang ein so starkes Aphrodisiakum, dass sie die Eigenschaften ihres Partners entweder ignorieren oder missdeuten müssen, um sich dieses Hoch zu erhalten. Alles, was darunter läge, würde ihre *Illusion* von romantischer Liebe zerstören.

Wenn beide Partner ihr bestes Verhalten hervorkehren, spricht man von der Phase des ‚Werbens'. Dieses vorübergehende, leicht gekünstelte Verhalten dient dem Zweck, die romantische Intensität zu bewahren und so lange wie möglich fortzusetzen. Bis diese Phase vorübergeht, behindern weder Routine noch Alltagsereignisse die Illusion, da die romantische Liebe eine Beziehung schafft, die fast ausschließlich aus Emotionen und Verhaltensweisen besteht, die beeindrucken und Bewunderung hervorrufen sollen.

Ein wichtiger Aspekt hierbei ist, dass Sie sich in der Regel in ein Bild oder eine Illusion von jemanden verlieben, den Sie als ‚perfekt' erachten. Verliebtheit schraubt Ihr geistiges Niveau herunter und macht Sie, in vielen Fällen, blind für die praktischen, unromantischen Aspekte Ihrer Beziehung. Dieses Tatsache erzeugt sowohl die überwältigende Freude des Sichverliebens als auch die Ernüchterung, die dann zu großem Leid führt. Shakespeare begriff diese Dynamik sehr gut und machte sich in vielen seiner Stücke darüber lustig – besonders deutlich in *Ein Mittsommernachtstraum*. Hier verliebt sich Königin Titania im Rausch ihrer Illusionen in den Darsteller Bottom, der fast das ganze Stück über eine Eselsmaske auf dem Kopf trägt.

Kameradschaftliche Liebe

Viele Sozialwissenschaftler verwenden den Ausdruck ‚kameradschaftliche' (häufig auch ‚freundschaftliche' oder ‚eheliche') Liebe, um eine herzliche Verbindung zu bezeichnen, die auf Wärme, gemeinsamen Werten und Lebensgewohnheiten sowie Vertrautheit beruht. Sternberg und Barnes definieren kameradschaftliche Liebe als „eine langfristige, enge Freundschaft, die oft in Ehen vorkommt, wenn die körperliche Anziehung (als Hauptquelle der Leidenschaft) abgeflaut ist". Diese Art der Liebe wünschen wir uns bei unseren Eltern (Liebe ohne Sex) oder haben sie vielleicht bei einer benachbarten Familie bewundert.

Kameradschaftliche Liebe ist keine Phase des Sichverliebens, sondern eher das Endprodukt einiger romantischer Beziehungen, die Art der Liebe, die sich entwickelt, wenn Liebende lange Zeit zusammen sind. Die Partner neigen dann dazu, die besten Freunde, aber nicht notwendigerweise die besten Liebhaber füreinander zu sein. Das Verhältnis ist intim und vertraut, aber nicht von leidenschaftlicher Intensität geprägt. Nicht aus jeder romantischen Liebe wird Freundschaft, und nicht jede Freundschaft verwandelt sich in romantische Liebe. Einige Menschen sind in der Ehe mit kameradschaftlicher Liebe zufrieden, andere werden unzufrieden und suchen sich außerhalb ihrer Ehe sexuelle Bestätigung. Oder sie lassen sich scheiden und beginnen eine neue Beziehung. Ann, eine der Frauen, die wir für dieses Buch interviewt haben, führte zwölf Jahre lang eine glückliche kameradschaftliche Ehe mit Dan, bis er starb. Sie bedauert, dass sie sich nach seinem Tod von ihren Gefühlen hinreißen ließ und sich verliebte.

Dan und Ann

Ann ist Anfang vierzig und verdient ihren Lebensunterhalt als Sekretärin in einem kleinen College in Plattsburgh, New York.

Sie ist sowohl Witwe als auch geschieden. Ihre Ehe mit ihrem ersten Mann Dan endete kummervoll, als er an einem Gehirntumor starb. Wenn sie heute zurückblickt, sagt sie, dass Dan zwar nie ein guter Liebhaber war und selbst in den ersten Jahren kein großes Interesse an Sex zeigte, dafür aber ihr bester Freund und intimster Vertrauter war, der sie stets unterstützte. Er war ein Partner, dessen Werte und Ziele genau mit ihren übereinstimmten.

Während sie noch um Dan trauerte, lernte sie Ed kennen. Er war charmant, und ihre sexuellen Begegnungen waren immer aufregend. Ihre Beziehung mit Dan war auf dem Grundsatz des Gebens und Nehmens aufgebaut gewesen, doch bei Ed erfuhr sie verzehrende Leidenschaft. Schließlich heirateten die beiden, und Ann lernte sein wahres Ich kennen. Innerhalb von drei Jahren verbrauchte er ihr gesamtes Erbe. Sie verlor ihr Haus und musste sogar vor das Konkursgericht. Sie hatte nicht bemerkt, dass Ed ein Alkoholproblem hatte und es darauf anlegte, trauernde Witwen auszunutzen. Ihr Liebesleben verwandelte sich von einer zufrieden stellenden, behaglichen Ehe in einen Albtraum, der sie beschämt, verarmt und wütend zurückließ. Ein Jahr später ist Ann geschieden, lebt bei ihren Eltern und versucht nun, ihr Leben neu aufzubauen.

Häufig verlieben sich Frauen einige Male, bis sie eine stabile, beiderseitig befriedigende Partnerschaft finden. Ann hatte Pech, weil sie empfänglich, einsam und verletzlich war. Sie begriff viel zu spät, dass der Mann, dem sie vertraut hatte, sie emotional und finanziell ausbeutete. Heute gibt Ann zu, dass sie näher hätte hinschauen sollen und Eds Vorgeschichte hätte überprüfen müssen. Wie sie jetzt erkennt, hatte es durchaus Anzeichen gegeben, die sie zu jenem Zeitpunkt nur nicht sehen wollte. Wenn Ann sich wieder mit jemandem einlässt, wird sie viel besser darauf vorbereitet sein, sich liebesintelligent zu verhalten.

Liebesintelligente (oder beständige) Liebe

Liebesintelligente Liebe ist eine fortwährende leidenschaftliche Bindung, die das Beste in Ihnen und Ihrem Partner hervorbringt. Sie gibt beiden Raum zu wachsen, sich weiterzuentwickeln und sich gegenseitig emotionale Unterstützung zu schenken. Diese Art der Liebe erl aubt es einem jeden, sich selbst zu entdecken, und verändert damit beide zum Besseren. Dadurch verbessert und bildet sie auch ihren Charakter. Sie fordert die Partner heraus, sich mit ihren Fehlern und Unzulänglichkeiten zu befassen, während beide sich darum bemühen, das Band der Liebe zu verstärken und das Verlangen nach einem gemeinsamen Leben zu steigern.

Eine beständige Beziehung oder allumfassende Liebe entsteht aus romantischer Liebe. Stille Wasser sind tief – so ist auch diese Art der Liebe. Hier gibt es keine turbulenten, flachen Stromschnellen der Verliebtheit. Beständige Liebe „berücksichtigt und beansprucht mehr Aspekte des Selbst als jede andere Art der Liebe – den Sinn unseres Lebens, unsere Sexualität, unseren Körper ... unser Selbstverständnis, die grundsätzlichen Werte, die unserer Existenz Antrieb geben", schreibt der Psychologe Nathaniel Branden. Diese Art der Verbindung mit jemandem, den Sie lieben, dem Sie vertrauen und mit dem Sie Ihr Leben teilen, ist der Weg, um zu Ihrem eigentlichen Ich zu finden.

Wenn Sie die allumfassende Liebe der Liebesintelligenz erfahren, erleben Sie keinen emotionalen Cocktail, weil Ihre Gefühle nicht auf Idealisierung, Fantasie oder Projektion basieren. Sie lieben Ihren Partner einfach dafür, wer und was er ist. Da Sie ihn lieben, freuen Sie sich, wenn er Erfolg hat, unterstützen ihn, wenn er zaudert, und akzeptieren voll und ganz seine Menschlichkeit, auch wenn es ihm schlecht geht. Ihre Liebe ist tief, unerschütterlich und unterliegt kaum Schwankungen. Das heißt nicht, dass die Beziehung langweilig ist. Wie die Asche von

Holzkohle am Boden eines Grills noch glüht, wenn die Gäste bereits gegangen sind und die Küche aufgeräumt ist, bleibt Ihre Fähigkeit, Leidenschaft zu empfinden, bestehen, und Ihr sexuelles Verlangen lässt nicht nach, nur weil die Phase des Umwerbens vorüber ist.

Romantische Liebe schließt Unstimmigkeiten nicht aus. Beide Beteiligten sind sich jedoch einig, dass Sie sich uneinig sind – im Sinne der Freiheit und Ehrlichkeit, die Ihre Beziehung charakterisiert. Einige Angewohnheiten Ihres Partners empfinden Sie vielleicht immer noch als störend, aber Sie lernen, damit zu leben, und an anderen arbeiten Sie gemeinsam. Schließlich haben auch Sie Eigenschaften, die Ihren Partner stören, und das ist Ihnen bewusst.

Sie sind beide liebesintelligent genug, zu erkennen, welche Angelegenheiten so wichtig sind, dass Sie daran arbeiten müssen, um eine Änderung herbeizuführen, und mit welchen Dingen Sie leben können. Sie sehen ein, dass Sie Ihren Partner nicht exakt nach Ihrem Geschmack verändern können, und Sie wissen, dass auch Ihr Partner nicht alles an Ihnen ändern kann, so wie er oder sie es gerne hätte. Nichtsdestotrotz genießen Sie gegenseitige Liebe, Bindung, Fürsorge und Unterstützung, weil Sie sich dafür lieben, wer Sie sind und wozu Sie sich entwickeln.

Eine liebesintelligente Verbindung deckt die ganze Palette von menschlichen Bedürfnissen, Sehnsüchten und Wünschen ab. Sie erlaubt es Ihnen, Ihre emotionale Intelligenz auf eine dynamische und selbstbestärkende Art auszudrücken. Es gibt Paare, die über viele Jahre hinweg Liebe füreinander empfinden. Natürlich ändert sich diese Liebe von Zeit zu Zeit und wird reichhaltiger, weniger eigensüchtig und großzügiger. Die Partner unterstützen sich gegenseitig auf emotionaler Ebene und teilen Schmerz und Freude, Werte, Kinder, Haustiere, Geheimnisse und eine gemeinsame Geschichte, die von Lachen und Intimität geprägt ist. So überdauert ihre Liebe schwere Zeiten und Trübsal.

Die Vorteile liebesintelligenter Verbindungen

Beständige Liebe hat viele Vorteile. Sie macht Sie erkennbar, sogar besonders und wichtig, weil jemand Ihre einzigartigen Talente anerkennt. Liebe ermöglicht es Ihnen, sich Ihren tiefsten Gefühlen und Leidenschaften zu stellen, emotional nackt und verletzlich zu sein. Sie gibt Ihrem Leben Gestalt und Bedeutung. Noch wichtiger in der vollkommenen romantischen Liebe sind jedoch die Fürsorge, Unterstützung und Förderung der Fähigkeiten, Talente und Möglichkeiten Ihres Partners. Das verschafft Ihnen unermessliche Befriedigung.

Liebe hat die Kraft, Ihnen Mut, Stärke und Ausdauer zu geben, um sich selbst zu begegnen. Das kann sogar bedeuten, dass Sie letztlich das Bild von sich selbst aufgeben, das Sie sich geschaffen haben – ein falsches Bild einer Person, die Sie zu sein glaubten. Manchmal werden Sie eventuell feststellen, dass Ihr Partner das ‚Gegengift' gegen Ihr imaginäres, nicht authentisches Ich ist, das Sie kreiert haben. Er bringt Sie zurück in Ihren Urzustand, zum Wesentlichen Ihres Menschseins. Die emotionalen Stützen, die Sie sich aufgebaut haben, bröckeln und stürzen ein, wenn Sie beständige Liebe erleben.

Ihr Partner ist Ihr Spiegel

Wenn Sie liebesintelligent sind, wird Ihnen bald bewusst, dass Ihr Partner der Spiegel ist, der Ihre Hoffnungen, Träume und Fehler reflektiert. In anderen Worten, die Probleme Ihres Partners spiegeln Ihre eigenen unerfüllten Wünsche wider. Hat Ihr Partner Sie enttäuscht? Ja, genau dann, wenn Sie sich selbst enttäuscht haben. Halten Sie Ihren Partner manchmal für launisch und zu wenig fürsorglich? Scheint er nur mit sich selbst beschäftigt zu sein? Ja, weil seine Launenhaftigkeit Ihre Stimmungsschwankungen widerspiegelt. Seine Unachtsamkeit und das Vertieftsein in sich selbst sind Spiegelbilder Ihres eigenen Mangels an Sensibilität – auch wenn Sie das nicht gern zugeben.

Das ist der Grund, warum Sie so wütend und enttäuscht sind und sich von Ihrem Partner im Stich gelassen fühlen. Ihr Partner erinnert Sie nämlich an Ihre Eigenschaften, die Sie am liebsten vergessen würden: die kleinlichen, selbstsüchtigen, verletzenden und verantwortungslosen Aspekte Ihres Ichs. Diese Reflexionen unterziehen die Liebe einem Test. Wer möchte schon an Eigenschaften erinnert werden, die ihn wenig liebenswert erscheinen lassen?

Ihr Partner ist Ihr Coach im Leben

Die andere Seite der Liebe ist so stark, kraftvoll und bedeutend, dass einige Menschen bereit sind, ihre Illusionen abzulegen, auch wenn es sie schmerzt. In der beständigen oder reifen Liebe erfahren wir Liebe jenseits von Sinneseindrücken und Eigennutz. In der beständigen Liebe finden wir eine Beziehung, die es uns erlaubt, unser Schicksal als menschliches Wesen zu erkennen. Wenn Ihnen das Selbstvertrauen fehlt, das nötig ist, um zu wachsen, an Reife zu gewinnen und Ihre Kreativität auszuleben, dann wird Ihr Partner Ihr Potenzial erkennen und die Fähigkeiten fördern, die Sie selbst nicht sehen.

Der Partner, der Sie aufrichtig liebt und Ihr Coach in Ihrem Leben ist, zeigt Ihnen durch sein Verhalten, wie Sie sich selbst lieben und um sich kümmern können. Ein solcher Partner unterstützt Sie dabei, die wunderbaren Qualitäten, die Sie in ihm sehen und auf ihn projiziert haben, zurückzufordern und zu erhalten. Ihr Partner respektiert Ihre Werte, reagiert feinfühlig auf Ihre Stimmungen, Gefühle und Bedürfnisse und liebt Sie bedingungslos aufgrund Ihrer Stärken und Schwächen – all die Qualitäten, die Sie einzigartig machen. Bedingungslos zu lieben heißt nicht, dass Sie sämtliche Auffassungen teilen oder jeden Aspekt des anderen bewundern, sondern bedeutet, dass Sie sich trotz und wegen Ihrer Unterschiede lieben.

Eine liebesintelligente Person, die die Emotionen und die Realität romantischer Liebe begreift, zeigt ein gewisses Maß an Kontrolle und Vernunft, selbst wenn sie von starken Gefühlen überwältigt wird. Ein Mensch mit hohem Liebes-IQ nützt diese Phase der romantischen Liebe, um seine Beziehung einer Prüfung zu unterziehen und herauszufinden, ob der potenzielle Lebensgefährte zu ihm passt, anstatt sich blindlings in eine Bindung zu stürzen, die möglicherweise mit Ernüchterung und Schmerz endet. Mit einem solchen Anfang kann sich eine allumfassende, beständige Liebe entwickeln.

KAPITEL 3

DIE GESCHICHTE IHRES LIEBESLEBENS

Wenn mir jemand nichts über sein Liebesleben erzählt, habe ich das Gefühl, ihn nicht wirklich zu kennen ...
DR. ETHEL PERSON, *DREAMS OF LOVE AND FATEFUL ENCOUNTERS*

Der Autor Tom Robbins schrieb einmal: „Es ist nie zu spät, eine glückliche Kindheit zu haben." Er hatte Recht. Wussten Sie, dass romantische Liebe ein wirkungsvolles Mittel ist, um viele Verletzungen der Kindheit zu kompensieren, zu bearbeiten und zu einem Abschluss zu bringen? Um zu einem Happy End zu gelangen, müssen Sie jedoch zuerst Ihre eigene Geschichte besser begreifen. Dazu müssen Sie Ihr bisheriges Liebesleben systematisch und kritisch unter die Lupe nehmen. Die meisten Menschen scheuen sich vor einem Rückblick, außer sie unterziehen sich einer Therapie, schreiben einen Roman oder ein Drehbuch. Ihr Liebesleben zurückzuverfolgen, sich Ihre Verhaltensmuster, Wiederholungen und befriedigenden Partnerschaften – und schwer wiegende Fehler – noch einmal ins Gedächtnis zu rufen sind wichtige Schritte, um Liebesintelligenz zu erlangen.

Ihr emotionales Päckchen

Wenn Sie sich mit Ihrem Partner treffen, bringen Sie nicht nur sich selbst mit. Sie tragen ein *emotionales Päckchen* bei sich, nämlich eine enorme Reihe von internen Netzwerken, die aus Neuronen und Neurotransmittern bestehen, aus genetischen Kombinationen, persönlichen Erinnerungen, Kindheitserfahrungen, einer großen Anzahl mentaler Bilder, emotionaler Modelle sowie aus Ihrer ‚Liebeslandkarte', einem unsichtbaren, im Unterbewusstsein verankerten Protokoll, das bestimmt, was Sie anturnt oder Ihnen die Lust nimmt.

Bei Ihrem Partner verhält es sich genauso. Der emotionale Inhalt beider Päckchen ist fest verdrahtet, komplex und schwer zu entwirren – eine Mischung aus versteckten Gefühlen, individuellen Erwartungen und Interpretationen der Liebe und des Lebens. Kein Wunder, dass es harter Arbeit gleichkommt, den Inhalt dieser beiden Päckchen zu vermengen, um daraus eine funktionierende Beziehung zu gestalten.

Ihre emotionale ‚Spirale' des Lebens

Die meisten von uns erinnern sich noch gut an die Freuden und Schmerzen der Kindheit, an die vielen vergangenen Liebschaften und Freundschaften, an unsere Lieblingsfilme und Liebeslieder, an die umfassende Mischung aus Stimmen, Bildern, Erinnerungen und Fantasien. Sie alle bestimmen über unser Unterbewusstsein, in wen wir uns später verlieben und welche Art der Beziehung wir wählen. Ihre Emotionen entscheiden darüber, wie Sie Ihre Lebensgeschichte deuten, und die Geschichten, die Sie sich selbst erzählen, beeinflussen und verändern wiederum Ihre Emotionen. Hier handelt es sich um einen ständigen Kreislauf.

Durch das andauernde Wechselspiel zwischen Ihren Emotionen und den Ereignissen in Ihrem Leben sind Ihre Erinnerungen Interpretationen von dem, was Sie erleben. Vielleicht hat Ihre Mutter in Ihrer Kindheit irgendwann einmal die Stimme gegen Sie erhoben. Ihr barsches ‚Spiel nicht mit dem Essen – iss gefälligst auf!', signalisierte ihre Missbilligung und kündigte Strafe an, wenn Sie nicht folgen würden.

Hätte Ihre Mutter Sie nur wegen Ihrer Tischmanieren zurechtgewiesen, wäre der strenge Befehl bei Ihnen wahrscheinlich nur als einfache Erinnerung abgespeichert worden. Wenn sie Sie jedoch kritisierte, Sie als ‚ungezogen' bezeichnete und ihre Liebe zu Ihnen von Ihrem Benehmen abhängig machte, so lernten Sie dabei, dass Liebe und Anerkennung einander bedingen können. In diesem Fall ist es möglich, dass Sie, wenn Sie an die schroffen Worte denken, diese Erinnerung als ein unschönes Erlebnis interpretieren, bei dem Ihre Mutter versuchte, Ihr Leben zu kontrollieren.

Wenn man es dem Partner immer recht machen möchte

Dieses Schema von Maßregelung und Anerkennung, die Erinnerung, dass Liebe gegeben, aber sehr schnell wieder entzogen werden kann, vermag die spezifische Angst auszulösen, verlassen, zurückgewiesen oder abgelehnt zu werden. Wenn die Menschen, die sich in Ihrer Kindheit um Sie gekümmert haben (Mutter, Vater oder andere Erwachsene, die für Ihr Wohlergehen zuständig waren), Ihnen ständig dieses Muster vorgelebt haben, dann haben Sie wahrscheinlich gelernt, deren Missbilligung als katastrophal zu empfinden. Möglicherweise haben Sie als Konsequenz daraus ein Schema entwickelt, um anderen Menschen zu gefallen. Dieses Muster hat sich bis in das Erwachsenenalter gehalten. Sie glauben vielleicht, es schütze Sie vor der Angst, verlassen oder zurückgewiesen zu werden, wenn Sie es allen recht machen.

Das mag zwar durchaus sein, aber es verwehrt Ihnen auch die Wahrheit über Ihre eigenen Gefühle. Wenn Sie ständig versuchen, Ihrem Partner oder anderen wichtigen Bezugspersonen zu gefallen, sind Sie nicht fähig, das gesamte Wechselspiel der Emotionen mit ihnen zu erfahren oder die unvermeidlichen

Streitigkeiten, Meinungsverschiedenheiten und Konflikte zu erleben, die wichtige Bestandteile einer echten Beziehung zu Ihrem Partner oder anderen Menschen sind. Stattdessen versuchen Sie ständig, alle zu beschwichtigen, damit niemand böse auf Sie ist. Aus Angst vor Missfallen verschweigen Sie außerdem Ihre Wünsche. Um sich sicher, akzeptiert und geliebt zu fühlen, schieben Sie Ihre eigenen Bedürfnisse zur Seite und denken nur an die Ihres Partners.

Wenn Sie ein Mensch sind, der es immer allen recht machen möchte, widersprechen Sie Ihrem Partner nie. Sie sagen niemals nein, auch wenn Sie das gern tun würden. Möglicherweise verlieren Sie sogar den Überblick über Ihre eigenen Wünsche. Wenn Sie das Verhalten Ihres Partner nach dem Motto ‚Alles oder nichts' beurteilen, also danach, ob er Sie entweder ganz und gar akzeptiert oder komplett ablehnt, und dabei keine Zwischentöne zulassen, verschwindet die Komplexität aus Ihrer Partnerschaft. Ihre persönliche Interpretation Ihrer Beziehung und die unbehaglichen Gefühle, die aus Ihrer Auslegung der Emotionen, Motive und Verhaltensweisen Ihres Partners resultieren, sind möglicherweise durch Kindheitserinnerungen an konditionale Liebe geprägt. Machen Sie sich bewusst, dass diese Anschauungsweise Ihre Sicht trüben kann.

Ihre emotionalen Verteidigungsmechanismen und Signale

Neben den Interpretationen Ihrer Erlebnisse entsteht auch durch Ihre Verteidigungsmechanismen eine gewisse Distanz von schwierigen Ereignissen und schmerzhaften Beziehungen. Sie unterdrücken bestimmte emotional unerfreuliche Erinnerungen und beleben den Dreh, den Sie Ihrem Leben geben. Dieser Spin ist der Winkel, von dem aus Sie die Dinge betrachten und Ihre Einstellung dazu wählen. Sie können sich dafür entscheiden, Ihren Gefühlen offen zu begegnen und sich damit anzufreunden, oder Sie können sie ignorieren und verleugnen.

Liebesintelligenz bedeutet nicht nur, dass Sie mit jeder Ihrer Emotionen in Einklang stehen, sondern auch, dass Sie darin einen Sinn erkennen können. Noch wichtiger ist dabei, dass Sie die Erfahrung des tatsächlichen Fühlens annehmen und jede Ihrer Emotionen als einen wesentlichen Teil Ihres Selbst verstehen. Je mehr Sie begreifen und akzeptieren, was Sie empfinden, umso sensibler sind Sie für die Gefühle anderer.

Sie müssen die negativen, unangenehmen oder bedrohlichen Emotionen nicht mögen. Niemand ist gerne eifersüchtig, wütend oder traurig, dennoch sollten Sie diese Emotionen akzeptieren, wenn Sie sie verspüren. Das heißt, Sie müssen sich Ihrer Gefühle bewusst sein. Dies können Sie erreichen, indem Sie Ihre Emotionen benennen, anstatt sie zu verbergen. Liebesintelligenz heißt, genügend Vertrauen zu Ihren Gefühlen zu haben, um anzuerkennen, dass sie ein deutliches Signal aussenden, wenn etwas nicht in Ordnung ist und behoben werden muss. Ihre Emotionen und die damit verbundenen körperlichen Empfindungen sagen Ihnen, ob Sie auf jemanden oder etwas zugehen oder besser zurückweichen sollen.

Wenn zwischen Ihnen und Ihrem Partner alles stimmt, geben Ihnen Ihre Emotionen das laut und deutlich bekannt. Je mehr positive und freudige Gefühle Sie mit Ihrem Partner teilen, umso enger werden Sie zusammenwachsen.

Ihr genetisches Make-up

Ihre Persönlichkeit und Ihr Temperament, Ihre Kontaktfreudigkeit oder wie Sie Ihre Emotionen verarbeiten und damit umgehen – all das wird von genetischen Erbanlagen beeinflusst. Waren Sie ein launisches, ruhiges oder lebhaftes Baby? Säuglinge zeigen bereits in der Minute, in der sie auf die Welt kommen, unterschiedliches Temperament. Einige Babys quengeln und schreien von Geburt an ständig, andere wimmern nur selten. Manche Säuglinge sind furchtsam, anfällig und reagieren sensibel auf ihre Umwelt, andere sind aufmerksam, interessieren sich für alles, was sie sehen, und werden beinahe aggressiv, wenn sie Hunger haben.

Ihr Temperament ist also schon vorbestimmt. Da Sie jedoch als Mensch Flexibilität und ein enormes Potenzial zu Wachstum und Wechsel in sich tragen, verändern Ihre Umgebung und Ihre Erfahrungen im Laufe der Zeit Ihre genetischen Anlagen.

Das heißt, Ihre Persönlichkeit und Ihr Temperament sind keine festgelegten, unveränderlichen Eigenschaften wie die Farbe Ihrer Augen, obwohl Ihr genetisches Make-up eine bestimmte Richtung vorgibt. Ihre Fähigkeit, sich zu verändern, und Ihre natürliche Spannkraft machen Sie einzigartig. Das hilft Ihnen, über bedrückende, sogar tragische Umstände hinwegzukommen sowie Ihr menschliches Potenzial zu erkennen und zum Ausdruck zu bringen. Damit können Sie Liebesintelligenz entwickeln, selbst wenn diese Aufgabe zuerst unmöglich scheint.

Ihre Liebesmemoiren

Die meisten Ihrer Freunde werden bereitwillig von Ihrem bisherigen Liebesleben erzählen, wenn Sie danach fragen. Ihr Freund Rob erinnert sich an Laura, die Brautjungfer, die den Brautstrauß seiner Schwester auffing, und als sie sich in der Garderobe küssten, roch sie nach Seife. Sie versprach, ihn in der darauf folgenden Woche anzurufen, tat es aber nicht. Sie erinnern sich wahrscheinlich an Ihre erste Liebe – an den Rettungsschwimmer am Pool im ersten Sommerurlaub ohne Eltern, an den Lehrer in der sechsten Klasse, bei dem Sie immer erröteten, an den Filmstar, von dem Sie ein Autogramm zugeschickt bekamen.

Jeder von uns besitzt eine Reihe privater Erinnerungen, die, wenn man sie chronologisch betrachtet, unsere Liebesmemoiren ergeben. Diese Memoiren schließen frühe, 'bedeutungslose' Assoziationen ein, Ihren erster Kuss, Ihr erstes sexuelles Erlebnis, Ihre Hochzeitsnacht sowie drei, vier oder mehrere bedeutende Beziehungen, außerdem Verluste und Verletzungen. Letztlich alles, woran Sie sich in Bezug auf Ihr Liebesleben erinnern können, wie Sie sich damals gefühlt haben und wie Sie heute darüber denken.

Solche Memoiren zu schreiben ist ein gewaltiger Schritt, um den Liebes-IQ zu erhöhen. Versuchen Sie, sich an Details zu erinnern, dann werden Sie wahrscheinlich eine Reihe von tiefen Empfindungen noch einmal erleben. Wenn das geschieht, lassen Sie das Gefühl dieses Moments zu, bis es abebbt. Wenn es Sie überwältigt, wehren Sie sich nicht dagegen. Es wird vergehen. Sobald es vorüber ist, schreiben Sie auf, wie Sie diese Emotion erlebt haben. Das kann sehr hilfreich zur Verbesserung Ihres Liebes-IQs sein.

Die Aufzeichnung Ihres Liebeslebens beginnt mit Erinnerungen aus Ihrer frühen Kindheit bis zu Ereignissen aus der Gegenwart. Notieren Sie in Ihrem Tagebuch oder auf Ihrem Computer, an welche romantischen Begebenheiten Sie sich noch erinnern. Sie können bei dieser Übung sowohl in zeitlicher Abfolge vorgehen als auch separate Einträge vornehmen – je nachdem, was Ihnen leichter fällt. Die Übung kann mehrere Wochen oder sogar Monate dauern. Das hängt davon ab, wie viel Sie schreiben möchten. So haben Sie außerdem die Gelegenheit, alle Details jeder Ihrer romantischen Begegnungen zu überdenken und zu bewerten.

Die Niederschrift Ihrer persönlichen Liebesgeschichte wird wichtige emotionale Türen in Ihnen öffnen und Ihre tiefsten Gefühle hervorbringen. Eine solche Bestandsaufnahme davon, wo Sie waren, wo Sie jetzt stehen und wohin Sie sich orientieren, ist befreiend und wird Sie letztlich dazu befähigen, einen ergiebigeren und befriedigenderen Zeitabschnitt in Ihrem Leben zu beginnen.

Wenn Sie Ihre Liebesgeschichte zu Papier bringen, graben Sie womöglich Erinnerungen aus, die Sie vor Jahren verdrängt haben. Ihre persönlichen Memoiren können auch einen vehementen Gefühlsausbruch hervorrufen und Emotionen wachrufen, mit denen Sie sich seinerzeit bewusst nicht beschäftigt und die Sie seither ignoriert haben – Gefühle, die Sie davon abgehalten haben, Ihre Liebesintelligenz zum Ausdruck zu bringen.

Übung: Schreiben Sie Ihre Liebesmemoiren

Wenn Sie Ihr Liebesleben aufschreiben, achten Sie unbedingt auf Muster, die sich scheinbar ständig wiederholen. Gibt es beispielsweise ein Muster Ihrer Gefühle und intensiven Verbindungen mit Menschen, die Ihnen nicht gut tun? Vielleicht erkennen Sie, dass Sie sich immer wieder von negativen Personen angezogen fühlen. Menschen, die beherrschend, distanziert und konkurrenzbetont sind, oder sich von Ihnen im Aussehen, von den Interessen oder der Persönlichkeit her stark unterscheiden. Achten Sie auch auf gesunde, lebensbejahende Muster in Ihrer Geschichte. Erstellen Sie zwei Listen. Eine von den Beziehungen, die gut für Sie waren, die andere von jenen, die Ihnen nicht gut getan haben. Listen Sie dabei möglichst viele Personen und Ereignisse auf, an die Sie sich erinnern können, so detailliert wie möglich, und bewerten Sie den Eindruck, den diese auf Sie hinterlassen haben.

Diese Details sind wichtig, denn sie bringen Sie mit Ihren verborgenen Gefühlen in Verbindung. Wenn Sie nämlich mit sich selbst so ehrlich und offen wie nur möglich sind, werden Sie neue Einsichten über sich und Ihre Partnerschaft gewinnen. Während Sie schreiben, sollten Sie darauf achten, auch die Gefühle zu notieren, die jeden Eintrag begleiten. Der wichtigste Teil dieser Übung besteht darin, dass Sie sich Ihren eigenen Erinnerungen öffnen. Zensieren Sie weder Ihre Gedanken noch das, was Sie zu Papier bringen. Assoziieren Sie frei. Scheuen Sie sich nicht davor, sexuelle Details darzulegen. Um Ihnen beim

Start zu helfen, folgen nun einige Fragen, die Sie vielleicht schriftlich beantworten wollen:

- Sind Sie immer noch böse auf einen Exliebhaber? Ist es schwer, diese Gefühle loszulassen? Wenn das der Fall ist, warum ist das Ihrer Meinung nach so? Was würde passieren, wenn Sie mit dieser Beziehung endgültig abschlössen und Ihr Leben weiterführten?
- Vermissen Sie den Sex mit einem früheren Partner, obwohl Sie wissen, dass er oder sie emotional nicht zu Ihnen passte?
- Betrachten Sie, wie Ihre Beziehungen sich verändert haben oder sich derzeit verändern. Überprüfen Sie die Verhaltensmuster. Denken Sie dabei auch an die wichtigen Beziehungen, die Sie im Augenblick haben. Wie fühlen Sie sich dabei? Und wie steht es mit Ihrem Partner? Welche Gefühle ruft er oder sie in Ihnen wach?
- Notieren Sie die Qualitäten, die Ihre derzeitige Beziehung so besonders machen. Was sollte Ihrer Meinung nach verbessert werden? Warum? Was, denken Sie, würde sich für Sie und Ihren Partner ändern, wenn einige dieser Probleme gelöst werden würden? Wie sehen Sie Ihre Beziehung in einem Jahr? In fünf Jahren? In zehn oder mehr Jahren? Sind Sie jetzt glücklicher, stärker, effizienter und selbstbewusster, oder fühlten Sie sich vor dieser Beziehung selbstbestimmter, erfüllter und glücklicher?
- Unter welchen Umständen kam diese Beziehung zustande? Wie ging es Ihnen zu jener Zeit? Was sagten oder taten Ihre Eltern oder andere Personen, was Ihre Einstellung zu Beziehungen, Liebe und Ihrem Selbst stark beeinflusste? Was haben Sie über die Jahre hinweg getan, um Dinge für sich selbst zu verbessern oder zu verschlechtern, und warum?

Dies sind einige Fragen, die Sie sich stellen sollten, wenn Sie Ihre Liebesmemoiren schreiben. Je mehr Sie aus Ihren Erinnerungen notieren können, umso hilfreicher wird diese Übung sein, um Ihre Vergangenheit in Sachen Liebe besser zu begreifen. Das wiederum beeinflusst Ihre Fähigkeit, liebesintelligente Beziehungen in der Gegenwart zu führen.

Die romantische Verschleierung

Achten Sie unbedingt auch auf den Dreh oder die Erklärung, die jede Ihrer Geschichten aus der Vergangenheit begleitet. Wenn Sie von einem geliebten Menschen verletzt oder verschmäht wurden, schützen Sie sich möglicherweise vor weiteren Erniedrigungen und Schmerzen, indem Sie über die menschliche Natur philosophieren oder sich sagen, dass Menschen eben nun mal so sind. Viele Frauen, die eine Reihe schlechter Erfahrungen mit Männern gemacht haben, verallgemeinern ihre Erlebnisse und kommen zu dem Schluss, man könne keinem Mann trauen.

Wenn Menschen verletzt werden, tendieren sie dazu, ihre Erlebnisse zu generalisieren, anstatt sie zu personalisieren. Mit diesem Ansatz vermeidet der Erzähler einer Geschichte, sich erneut auf ein intimes Verhältnis einzulassen, und benützt einen Mythos, um sich vor weiteren emotionalen Verletzungen zu schützen. Wir nennen diese Art des Erzählens ‚die romantische Verschleierung'. Wenn Sie über eine persönliche Erfahrung berichten und sie dabei schönfärben, um den Schmerz auszublenden, wenden Sie die romantische Verschleierung an. Achten Sie ganz bewusst darauf, welche Geschichten Sie sich selbst erzählen.

Ihre emotionale Datenbank

Ein gesonderter Bereich Ihres Gehirns speichert Ihre emotionalen Erfahrungen und alle Erinnerungen, die damit verbunden sind. Stellen Sie sich dieses neural-elektronische Netzwerk einfach als Lagerhalle oder Datenbank vor, in der verschiedene emotionale Verletzungen, Traumata, Ängste, schmerzhafte Ereignisse, aber auch glückliche und erfreuliche Erlebnisse gelagert sind. Einige Ihrer Erinnerungen werden emotional stärker belastet sein als andere. Wie Blitze an einem wolkenverhangenen Himmel vor einem Sturm können sie sich entladen und einen Strom überladener Gefühle produzieren.

Andere Erinnerungen werden nur noch vage vorhanden sein und eine geringere emotionale Kraft besitzen. Ihr Einfluss auf Ihre derzeitigen Gefühle ist daher minimal oder gar nicht vorhanden. Alle Ihre Erinnerungen dienen als Schablone, um Ihre Empfindungen aus der Vergangenheit zu organisieren und aufrechtzuerhalten. Ein beliebiges Ereignis in der Gegenwart reicht jedoch aus, um eine gespeicherte Emotion hervorzurufen – sei sie angenehm oder unangenehm. Eine aktuelle Situation kann eine starke, wenn auch lange zurückliegende Erinnerung auslösen, Gefühle aus der Vergangenheit zurückholen und wieder aufflammen lassen.

Deshalb begreifen Sie manchmal nicht, warum etwas oder jemand Sie so sehr stört, obwohl es sich um eine Situation handelt, die Sie eigentlich gar nicht berühren sollte. Eine alte Erinnerung flackert plötzlich auf und ruft Ärger oder Schmerz hervor. Wenn Ihnen das in Zukunft wieder einmal passiert, denken Sie daran, dass Sie vielleicht gerade einen empfindlichen Bereich in Ihrer emotionalen Datenbank berührt haben.

Unterdrückte emotionale Erinnerungen

Ihre Empfindungen bestimmen auch, wie Sie sich bei Ihren Erinnerungen *fühlen*. Wenn Sie emotional aufgeladen sind und die Intensität Ihrer Gefühle unangenehm und beängstigend ist, tendieren Sie natürlicherweise dazu, diese Gedanken zu verwerfen oder zu verleugnen und diese starken, erschreckenden Gefühle auf irgendeine Art und Weise loszuwerden. *Unterdrückung*, der unbewusste Akt, Ihre Gefühle zu begraben, ist ein defensiver psychologischer Vorgang. Dabei werden Ihre Gefühle so tief in Ihre Psyche geschoben, dass sie in dem emotionalen Äquivalent einer Einzelhaft gefangen sind. Die Erinnerung daran wird in Ihrem Herzen und Ihrer Seele vergraben. Solche unterdrückten, eingeklemmten Empfindungen werden zwar von Ihrem Bewusstsein vergessen, aber sie haben dennoch Einfluss auf Ihr Leben. Sie können sogar zu einer psychischen Belastung werden, die Sie im wahrsten Sinne des Wortes niederdrückt. Unterdrückte Gefühle können emotional ungleichmäßiges Verhalten auslösen und sogar Symptome einer psychischen Erkrankung hervorrufen.

Emotional belastete Erinnerungen

Manchmal wundern Sie sich vielleicht über Ihre Gefühle und begreifen nicht, warum Sie so wütend oder deprimiert sind. Wie bereits erwähnt, gibt es Momente, in denen Ihre emotionalen Reaktionen nichts mit den gegenwärtigen Umständen zu tun haben, sondern von Ereignissen oder Menschen in Ihrer Nähe ausgelöst werden, die schlagartig eine Verbindung zu Ihrer Vergangenheit herstellen. Denken Sie über die folgende Geschichte nach – sie veranschaulicht diesen Aspekt.

Lonnie und Jim

Lonnie und Jim gingen täglich gemeinsam joggen. Eines Morgens rief Jim Lonnie an und erklärte ihr, sie müsse sich für diesen Tag einen anderen Joggingpartner suchen, da er eine geschäftliche Verpflichtung wahrzunehmen habe. Lonnie wurde sofort wütend, schrie ihn an und legte dann auf. Danach fragte sie sich, warum sie seine kurzfristige Absage so in Wut versetzt hatte. Sie wusste, dass sie überreagiert hatte, also dachte sie darüber nach und begriff, dass Jims harmloses Verhalten sie an ihren Exmann erinnerte, der sich geweigert hatte, mit ihr zu joggen, weil sie angeblich zu langsam war. Als sie verstanden hatte, dass ihre emotionale Vergangenheit sich mit ihren gegenwärtigen Umständen verbunden hatte, rief sie Jim zurück, entschuldigte sich für ihren Wutausbruch und rettete damit ihre Freundschaft.

Jeder Menschen reagiert bei bestimmten Anlässen auf andere Leute und Ereignisse nicht auf die Gegenwart, sondern auf die Vergangenheit bezogen. Stellen Sie sich zum Beispiel vor, Ihr Vater hat Sie als Teenager vor Ihren Freunden bloßgestellt, indem er Sie ständig als ‚Klappergestell' bezeichnet hat. Wenn Ihnen heutzutage jemand ein Kompliment über Ihr Aussehen macht und dabei eine Bemerkung über Ihre schlanke Figur fallen lässt, werden Sie sofort wütend.

Liebesintelligent zu sein bedeutet, dass Sie Ihre emotionale Empfindsamkeit verstehen, Ihre Gefühle benennen können und über den Ursprung Ihrer Emotionen nachdenken. Stellen Sie sich die Frage: „Reagiere ich auf meinen Partner oder die Situation wirklich in der Gegenwart? Oder ruft ein in der Vergangenheit erlebter Schmerz diese starke Reaktion hervor?" Überreaktionen auf Kränkungen oder Zurechtweisungen, ob wahr oder eingebildet, bedeuten üblicherweise, dass gespeicherte schmerzliche Emotionen aus Ihrer Vergangenheit reaktiviert wurden.

Denken Sie darüber nach, was Ihre Emotionen auf Knopfdruck auslöst. Was treibt Sie an? Wenn Sie überempfindlich auf bestimmte Themen wie Ihr Gewicht, Ihre Größe, Ihre Aussprache, Ihr Temperament, Ihre Werte, Ihren Lebensstil, Ihren derzeitigen Job, Ihren Bildungsabschluss oder Ähnliches reagieren, dann ist es sehr wahrscheinlich, dass sich dieses Thema in einem emotionalen Dickicht aus Ihrer Vergangenheit befindet. Es ist eine Angelegenheit, der Sie sich noch nicht gestellt haben und die noch nicht behoben ist. Sie müssen dann eindeutig an dem Schmerz arbeiten, den Sie bei diesen heiklen Themen empfinden.

Entdecken Sie Ihre verborgene Landkarte der Liebe

Viele Projektionen und Identifikationen spielen sich außerhalb Ihres Bewusstseins und Verständnisses ab. Nichtsdestotrotz prägen sie Ihre emotionale Beziehung zu anderen Menschen. *Projektion* tritt auf, wenn Sie Ihre Vorstellungen und schwierigen Gefühle (wie Schmerz und Zorn) mental auf eine andere Person übertragen oder projizieren, um sich gegen Ihre eigene Angst zu schützen. Dann können Sie auf diese Emotionen durch die andere Person reagieren. *Identifikation* entsteht, wenn Sie die Gefühle einer anderen Person kopieren und widerspiegeln. Sie machen sie zu Ihren eigenen, das heißt, Sie beginnen durch eine psychologische Identifikation zu denken, zu handeln und zu fühlen wie diese Person.

Diese im Verborgenen ablaufenden psychologischen Prozesse können bereits in frühen Jahren stattfinden. Sie wissen es vielleicht nicht, aber laut Helen Fisher haben Sie etwa im Alter von acht Jahren das angelegt, was John Money als ‚love map' bezeichnet, also eine Liebeslandkarte, die sich tief in Ihr Unterbewusstsein eingegraben hat. Eine Liebeslandkarte ist eine innere geografische Karte oder *unterbewusste Schablone* von dem, was Sie abstößt, und dem, was Sie anregt. Das heißt, bereits Jahre bevor dieses spezielle Lächeln Ihres Geliebten, sein Lachen, sein Verstand oder sein Charisma Sie faszinierte, war das Schaltschema Ihres Gehirns aufnahmefähig für gewisse Stichwörter und Bilder, Geräusche und Situationen. Warum? Weil Erinnerungen, Bilder, Filmclips von Ihrer Familie und Ihren Freunden, Kinofilme, TV-Werbespots und zufällige Assoziationen zusammenkommen und somit in Ihrem Unterbewusstsein eine Blaupause oder eine Systemeinstellung in Ihrem Gehirn etablieren, die das Muster Ihrer Liebeslandkarte vorgeben. Diese Landkarte richtet sich sowohl nach Ihrer individuellen Vorgeschichte als auch nach Ihrem kulturellen Hintergrund.

Ein Beispiel dafür ist die berühmt-berüchtigte Liebeslandkarte, die Sigmund Freud in seinem Bericht über den Wolfsmenschen beschreibt. (Er nannte den Patienten 'Wolfsmensch', weil dieser von einer Märchenfigur besessen war.) Freud verfolgte in seiner brillanten, aber oft umstrittenen Interpretation die vielen komplexen Verwindungen des komplizierten Liebeslebens seines Patienten zurück. Der Patient, ein aristokratischer, aber neurotischer junger Mann aus Osteuropa, hatte sich bei ihm in Behandlung begeben, weil er sich Sorgen darüber machte, dass er nur in einer bestimmten Stellung Sex genießen konnte.

Bei einer Tiefenanalyse fand Freud heraus, dass der junge Mann als Kind zuerst seine Mutter und dann die Dienstmagd dabei beobachtet hatte, wie sie, über einen Eimer gebeugt, auf Knien den Boden geschrubbt hatten. Anscheinend fand der Junge diese Körperhaltung sehr erotisch. Also hatte er im Alter von fünf Jahren einen gewichtigen Teil seiner unbewussten Liebeslandkarte gestaltet und gespeichert. Als Erwachsener war er folglich nur fähig, sexuelle Befriedigung zu erlangen, wenn seine Partnerin diese besondere Haltung kopierte, die ihn als Kind auf erotische Weise so sehr fasziniert hatte.

Übung: Entdecken Sie Ihren ‚roten Knopf'

Ihre persönliche Liebeslandkarte zeigt und erklärt Ihnen, warum Sie sich in gerade diese und nicht in eine andere Person verlieben, und wirkt sich darauf aus, was Sie sexuell und emotional erregt. Erstellen Sie jetzt in Ihrem Heft eine Liste von mindestens zehn Dingen, die Sie anziehend finden. Notieren Sie auch physische Attribute und Charaktereigenschaften, die Sie bei einem Partner entweder unwiderstehlich oder unattraktiv finden. Gefällt Ihnen dunkles oder blondes Haar besser? Stößt ein Schnauzer Sie ab? Manche Frauen bevorzugen Männer mit Glatze, andere finden stark behaarte Männer attraktiv. Manche Frauen mögen gesprächige Männer, andere fühlen sich eher zu einem starken, schweigsamen Typ hingezogen. Listen Sie also in zwei Rubriken auf, was Sie anzieht und was nicht. Danach studieren Sie beide eine Weile.

Sie werden feststellen, dass Ihr Unterbewusstsein eine Ansammlung von Merkmalen und Charaktereigenschaften angehäuft hat, die Sie ansprechen. Waren Sie sich dieser Vorlieben bereits bewusst? Wenn Sie diese hervorholen und sich bewusst machen, kann Ihnen das helfen, bestimmte eigene Verhaltensweisen zu erklären und Ihre tief verwurzelten Vorlieben und Abneigungen von den Qualitäten und Vorzügen eines liebesintelligenten Partners zu unterscheiden.

Eine andere Dimension Ihrer Liebeslandkarte zeigt Ihnen möglicherweise, dass Sie einen Partner mit all jenen Qualitäten suchen, die Sie selbst gerne hätten – sozusagen ein Ego-Ideal. Was Sie an Ihrem Partner am attraktivsten finden, kann der Teil an Ihnen selbst sein, der bislang verborgen war, den Sie sich nicht eingestanden haben. Ellie, zum Beispiel, verliebte sich immer in Schauspieler, obwohl sie selbst zu schüchtern war, in der Öffentlichkeit zu sprechen. Sie beobachtete Ihren Partner aus dem Publikum von der letzten Reihe des Theaters aus und begriff nicht, dass ihr eigener, größter geheimer Wunsch war, auf einer Bühne zu stehen.

Je tiefer Sie in Ihre Fantasien vordringen, umso mehr werden Sie lernen und verstehen, wer Sie sind. Und je mehr Sie über sich selbst wissen, umso weniger werden Sie Ihre Wahrnehmungen durch ein verzerrendes Prisma filtern müssen, das die Realität Ihrer Beziehungen verschleiert. Größere Klarheit über die Bedeutung Ihrer Vergangenheit und Ihr derzeitiges Verhalten wird Sie dazu befähigen, Ihr Leben zu verbessern.

Die Bindung Ihrer Eltern

Wie können Sie tiefer in Ihr Unterbewusstsein vordringen? Beginnen Sie damit, die Partnerschaft Ihrer Eltern oder anderer

Personen, die sich in Ihrer Kindheit und Jugend um Sie gekümmert haben und wichtig für Sie waren, zu untersuchen. Die Art, wie in Ihrer eigenen Familie Beziehungen gehandhabt wurden, lehrte Sie, wie man sich anderen wichtigen Menschen gegenüber verhält, welche Gefühle man Ihnen entgegenbringt und wie man über Sie denkt. Ihre eigene Familie schuf Ihre emotionale Blaupause, die aufzeigt, wer Sie sind, wie Sie sich verhalten und was Sie empfinden sollten, was Sie tun und was Sie lassen sollten.

Übung: Entdecken Sie Ihre emotionale Blaupause

Denken Sie bei den folgenden Fragen darüber nach, wie Ihre Eltern mit Problemen, Unstimmigkeiten und Missverständnissen umgegangen sind. Betrachten Sie die Fragen als Richtschnur, um herauszufinden, wie Ihre Eltern die Grundlage für Ihre Denkweisen und Ihr Verhalten in Ihren heutigen Beziehungen gelegt haben. Schreiben Sie die Antworten auf diese Fragen in Ihr Heft.

1. Haben Ihre Eltern sich miteinander unterhalten oder aufeinander eingeredet? Haben Sie sich gegenseitig zugehört? Haben Sie versucht, ihre Partnerschaft zu verändern und dadurch zu verbessern?
2. Haben Ihre Eltern sich ständig über Themen gezankt, die sie anscheinend nie wirklich in den Griff bekommen konnten? Schmollten sie dann?
3. Gab es angespanntes Schweigen, und zog sich einer oder zogen sich beide zurück, wenn es Ärger gab?
4. Wenn das der Fall war, handelte es sich dabei eher um Ihre Mutter oder Ihren Vater? Wer bestand dann darauf, das Gespräch fortzusetzen? Wer hielt Abstand? Wer zog sich wortlos zurück?
5. Welche Vorstellungen hatten Ihre Eltern davon, wie eine Partnerschaft ablaufen sollte?

6. Was erzählten sie Ihnen über Beziehungen zwischen Erwachsenen?
7. Was haben Sie an Beziehungen zwischen Erwachsenen beobachtet?
8. Führten Ihre Eltern eine traditionelle Partnerschaft, in der die Geschlechterrollen strikt festgelegt waren? Oder ließen sie solche Traditionen unberücksichtigt und teilten sich Aufgaben und Rollen ohne Rücksicht auf das Geschlecht?
9. Was schienen Ihre Eltern voneinander zu erwarten?
10. Standen Ihre Eltern sich sehr nahe, oder verhielten sie sich im Umgang miteinander eher distanziert?
11. Wie gingen Ihre Eltern mit ihren Konflikten um? Wurden sie wütend aufeinander? Wie zeigten sie ihre Wut?
12. Zeigten Ihre Eltern ihre Zuneigung füreinander in der Öffentlichkeit? Oder kam es nur selten vor, dass sie ihre Vertrautheit und Zuneigung deutlich machten? Vielleicht haben Sie niemals beobachten können, wie Ihre Eltern offen ihre Zuneigung füreinander gezeigt haben. War das der Fall?
13. Wie setzten Ihre Eltern ihre Prioritäten, was sie selbst, Ehe, Kinder und Arbeitsplatz betraf? Wie erfuhren Sie von diesen Prioritäten?

Schlagen Sie nun eine neue Seite in Ihrem Heft auf und erstellen Sie bei der Beantwortung folgender Fragen weitere Listen:

- ♥ Welche Emotionen wurden in Ihrer Kindheit gefördert?
- ♥ Über welche Emotionen durfte zu Hause frei gesprochen werden?
- ♥ Welche Emotionen waren nicht erlaubt?
- ♥ Welche Emotionen wurden nicht zugegeben oder nicht einmal erwähnt?
- ♥ Welche Emotionen wurden als ‚schlecht' angesehen?

Denken Sie nun sehr sorgfältig darüber nach, ob es in der Beziehung zwischen Ihren Eltern irgendwelche Traumata gab.

Versuchen Sie, sich an alles zu erinnern. Die häufigsten Traumata entstehen bei der Entdeckung außerehelicher Affären, bei nicht verarbeiteter Trauer und psychologischen oder medizinischen Problemen. Falls es solche Traumata gab, denken Sie darüber nach, inwieweit diese Sie beeinflusst haben. Wenn Ihre Eltern sich zu einer Trennung oder Scheidung entschlossen haben, überlegen Sie sich, welche Auswirkungen dieses Ereignis für Sie und Ihre Einstellung zu Beziehungen hatte. Gehen Sie zurück in die Vergangenheit und versuchen Sie, sich an alle Lektionen über Männer und Frauen zu erinnern, die Sie von Ihren Eltern gelernt haben. Dann machen Sie sich zu Ihren Antworten entsprechende Anmerkungen.

In den meisten Fällen bringen Eltern ihren Kindern etwas über Sex und intime Beziehungen bei. Oder haben sie Ihnen ein Buch in die Hand gedrückt und erwartet, dass Sie daraus alles lernen, was es über Liebe und Sex zu wissen gibt? Vielleicht dachten sie auch, Sie würden im Schulunterricht oder von Gleichaltrigen aufgeklärt werden. Falls es offene Diskussionen über Sex und Ehe in Ihrem Elternhaus gab, welchen Einfluss hatten diese Gespräche auf die Art und Weise, wie Sie heute mit Ihren Partnerschaften umgehen?

Um sich Ihres bisherigen Liebeslebens bewusst zu werden, müssen Sie die Beziehung Ihrer Eltern und deren Einfluss als Vorbilder auf Sie einschätzen können. Die Bindung Ihrer Eltern ist ein wichtiger Schlüssel zum Verständnis Ihres gegenwärtigen Verhaltens Ihrem Partner gegenüber.

Liebe und Rebellion

Da romantische Liebe über die Grenzen verschiedener Gesellschaftsschichten, ethnischer Hintergründe, religiöser Einstellungen oder Rassenfragen hinausgeht, wird sie oft auf die Probe gestellt und hat einige Hindernisse zu überwinden. Üblicherweise sind diese sozialer Natur, wie die Ablehnung der Eltern oder

Freunde. Die Handlung jeder romantischen Liebesgeschichte läuft nach dem allseits bekannten Muster ab. Zwei Menschen treffen sich, verlieben sich, überwinden etliche Hürden und erleben schließlich ein Happy End. In Romanen wird durch die Bewältigung sozialer Einschränkungen und Hürden bewiesen, wie sehr zwei Menschen sich lieben. Dieses Szenario ist in unserer Gesellschaft so populär, dass manche Liebespaare förmlich nach zu überwindenden Hindernissen suchen und damit ihre ‚Wir gegen alle'-Mentalität übertreiben.

In der romantischen Liebe geht diese Dynamik üblicherweise auf die Pubertät zurück, wenn Teenager Unabhängigkeit von ihren Eltern erlangen wollen. Indem sie die Wünsche ihrer Eltern und die Vorschriften der Gesellschaft missachten, versuchen sie, ihre Unabhängigkeit und Individualität zu etablieren. Rebellion ist eine häufig auftretende Motivation, um sich zu verlieben, besitzt aber nur selten die gleiche Kraft wie eine Liebe, die auf gegenseitigem Respekt und Bewunderung beruht. Im nächsten Kapitel werden Sie erfahren, wie Sie sich selbst besser kennen lernen können. Das Verständnis für Ihre wahren Beweggründe wird Ihnen helfen, Ihren Liebes-IQ zu erhöhen.

Kapitel 4

Emotionales Selbstbewusstsein: der Schlüssel zu Liebesintelligenz

Emotionen sind die Hauptquelle der Bewusstseinswerdung. Ohne Emotionen kann man ... Apathie nicht in Bewegung verwandeln.
Carl Jung, *Archetype*

Was macht die bestmögliche Beziehung aus, die Sie zu sich selbst und Ihrem Partner haben können? Wie entsteht wahre Intimität, und was sorgt dafür, dass Glück und Zufriedenheit die Regel und nicht die Ausnahme sind? Was erhält Ihr Liebesleben in guten wie in schlechten Zeiten aufrecht? Die Antwort darauf lautet: Liebesintelligenz. Und der Schlüssel dazu ist *emotionales Selbstbewusstsein*, also die Fähigkeit, in Einklang mit Ihren Gefühlen zu stehen und sie zu begreifen, selbst wenn sie sich von einer Sekunde auf die andere verändern.

Es hängt tatsächlich von der Stärke Ihres emotionalen Selbstbewusstseins und von Ihrem Umgang mit Ihrer emotionalen Ökologie ab, ob Ihre Partnerschaft schwierig oder reibungslos verläuft. Rufen Sie sich die Erörterung des Themas emotionale Ökologie in Kapitel 1 ins Gedächtnis zurück. Wir stellten fest, dass emotionale Ökologie aus vielen sich ergänzenden Elementen besteht. Dazu gehört auch, wie Sie über sich selbst denken und wie gut Sie mit anderen zurechtkommen. Ihre

Gefühle im Allgemeinen spielen natürlich ebenfalls eine Rolle. Ihre emotionale Ökologie lenkt Ihre Aktionen und Reaktionen, Ihre Gedanken und Emotionen sich selbst und den Menschen in Ihrer Umgebung gegenüber.

Ihr inneres Umfeld besteht aus der Gesamtmenge Ihrer Erfahrungen und stellt alles dar, was Sie sind. Emotionales Selbstbewusstsein ermöglicht es Ihnen, sich im Klaren über Ihre Gefühle zu sein, wenn Sie auftauchen. Somit sind Sie auch in der Lage, sie zu akzeptieren, wie immer sie auch geartet sein mögen, und sich dafür nicht zu verurteilen. Wenn Sie Zorn empfinden, wissen Sie, dass Sie verärgert sind, und bekämpfen diesen Zustand nicht. Wenn Sie emotionalen Schmerz empfinden, gestehen Sie sich ein, dass Sie leiden. Emotionales Selbstbewusstsein macht Sie echter, ehrlicher und authentischer anderen und sich selbst gegenüber. Es bereichert Ihre Beziehungen und verbessert und vertieft Ihre Lebenserfahrungen.

Der erste Schritt, um Gefühle zu regulieren und mit der inneren Ökologie zu arbeiten, besteht darin, die eigenen Stimmungen und Emotionen zu erkennen und zu benennen. Im Zentrum Ihrer inneren Welt werden Sie Ihre weise, intuitive innere Stimme entdecken, die Ihnen die Wahrheit über die Komplexität Ihrer emotionalen Erfahrungen verraten wird.

Stellen Sie sich Ihre innere Welt vor

Emotionales Selbstbewusstsein erfordert, dass Sie sich mit einer fremden Landschaft, die in Ihnen liegt, vertraut machen: mit grünen Tälern, schneebedeckten Berggipfeln, dunklen Höhlen und verborgenen Grotten. Hier befinden sich Kindheitserinnerungen direkt neben geheimen Wünschen. Alte und neue Verletzungen vermischen sich. Ihre Hoffnungen für die Zukunft kreuzen sich mit dem Text Ihres Lieblingssongs. Bei Ihrem ersten Besuch mag Ihnen diese Landschaft seltsam erscheinen, aber um liebesintelligent zu werden, ist es nötig, sie regelmäßig aufzusuchen und mit den Bewohnern und Marksteinen vertraut zu werden.

Die Menschen erleben ihre Gefühle in unterschiedlicher Intensität. Manche sind leichter erregbar als andere; einige verleugnen oder ignorieren gelegentlich die Stärke ihrer Emotionen, und andere zeigen kaum Gefühle, unabhängig von der Situation, in der sie sich befinden. Karla McLaren formuliert es folgendermaßen: „Es ist schwer, den mittleren Standpunkt in unserer emotionalen Landschaft zu entdecken."

Vielen Menschen haben Probleme, ihre Emotionen wahrzunehmen, das heißt, sie wissen nicht, was sie fühlen oder *wann* sie es fühlen. Möglicherweise sind sie von ihren Gefühlen abgeschnitten, oder sie ignorieren und verleugnen ihre körperlichen Empfindungen und Emotionen. Solche Menschen lassen es oft zu, dass ihnen Freunde, Familienmitglieder, Experten und kulturelle Normen vorschreiben, was sie in welchen besonderen Situationen zu fühlen haben. Oder man muss ihnen sagen, was sie empfinden sollten, *auch wenn sie das in diesem Augenblick nicht wissen wollen.* Sie bleiben ‚ignorant', um ihre Selbstachtung zu wahren, anstatt sich einzugestehen, wie sie tatsächlich auf andere Menschen wirken.

Verdrängung ist eine emotionale Verzögerungstaktik. Sie verbannt ein Gefühl in Ihr Unterbewusstsein. Damit verschwindet es aus dem Bewusstsein und taucht in den Untergrund ab, wo es zwar außer Sicht, aber längst nicht aus dem Gedächtnis ist. Gefühle zu unterdrücken ist die geläufigste und bekannteste Form der emotionalen Verteidigung. Das Gegenteil davon ist, sie auszudrücken oder auszuleben.

Die Landschaft Ihrer emotionalen Welt

Wie würden Sie Ihre innere Welt mit ökologischen Ausdrücken beschreiben? Stellen Sie sie sich als üppig bewachsenen Regenwald vor, in dem sich alles im Gleichgewicht befindet und die ökologischen Verhältnisse ausgewogen sind? Sehen Sie eine Sandwüste vor sich, wo es kaum Bäume und Gefühle gibt? Oder stellen Sie sich ein überflutetes Wattenmeer im Regen vor? Bei einige Menschen sind Emotionen so intensiv, dass ihr Innenleben einer Wasserwelt mit sporadischen Regengüssen oder sogar Monsunregen gleicht. Andere sind emotional derart ausgetrocknet, dass sie kaum spüren, was in ihnen vorgeht. Sie leben in einer metaphorischen Wüste, abgeschnitten von den stärkenden Wassern emotionaler Heilung.

Übung: Beschreiben Sie Ihre emotionale Landschaft

Manchmal ist es einfacher, seine Emotionen zu erkennen, wenn man ein Bild von ihnen zeichnet, anstatt sie empfinden zu wollen oder einen Sinn in ihnen zu suchen. Schildern Sie in Ihrem Tagebuch in einem Absatz Ihre innere Ökologie, das Terrain, auf dem Ihre Emotionen leben. Versuchen Sie dabei, sich Ihre innere Landschaft bildlich vorzustellen. Beschreiben Sie das Pflanzenleben und die Atmosphäre, und denken Sie auch an die Geschöpfe, die dort leben.

Nachdem Sie alles zu Papier gebracht haben, fragen Sie sich: Was empfinde ich in diesem Moment? Bin ich deprimiert? Ängstlich? Zufrieden? Glücklich? Bedenken Sie, dass Ihre Emotionen sich überschneiden können. Sie empfinden möglicherweise Widersprüchliches, doch wenn jemand sagt, er sei dadurch verwirrt, wehrt er nur seine Gefühle ab. Emotionen bewegen sich auf verschiedenen Ebenen, doch Sie können immer nur eine Ebene zur gleichen Zeit wahrnehmen. Also beginnen Sie an der Oberfläche und arbeiten Sie sich allmählich in die tieferen Gefühlsebenen vor. Zorn deutet zum Beispiel meist auf einen zugrunde liegenden Schmerz hin.

Auch wenn Emotionen rasch aufeinander abfolgen, erleben Sie immer nur eine nach der anderen. Können Sie gleichzeitig lachen und weinen? Sind Sie im selben Augenblick glücklich und traurig? Natürlich nicht. Damit Ihr Liebesleben einen Sinn ergibt, müssen Sie sich Ihrer Gefühle genau bewusst sein, vor allem wenn Sie eine Reihe starker, widersprüchlicher Emotionen erfahren, die rasch aufeinander folgen. Sind Sie sich Ihrer Gefühle bewusst, so werden Sie letztendlich die Widersprüche ins Reine bringen können. Sie müssen dafür nur jede Ihrer Emotionen 'besitzen' können.

Emotionen treiben Ihr Handeln an

Gefühle sind unglaublich mächtig. Sie können Sie zum Beispiel dazu bringen, an einem regnerischen, trüben Tag ein Lied anzustimmen, oder Sie an einem sonnigen Morgen dazu veranlassen, sich wieder ins Bett zu legen und den ganzen Tag unter der Decke zu verbringen. Alle Ihre Entscheidungen – was Sie wollen, wie Sie Ihre Zeit verbringen möchten und wo Sie sich aufhalten – sind von Ihren Emotionen abhängig. „Ihre Gefühle mögen übertrieben, verzerrt, verlagert, verwirrt oder überzogen sein, aber sie sind Ihre Gefühle“, sagt David Viscott.

Indem Sie erkennen, dass Sie einen Hang dazu haben, Ihre Gefühle zu übertreiben, zu projizieren, zu dramatisieren oder herunterzuspielen, erhalten Sie einen Hinweis auf Ihre eigentliche Motivation. Wenn Sie beispielsweise ständig übertreiben, wollen Sie etwas beweisen. Wenn Sie Ihre Gefühle immer herunterspielen, fühlen Sie sich nicht wohl damit oder haben Angst vor ihnen. Wenn Sie alle Ihre Äußerungen dramatisieren, suchen Sie Aufmerksamkeit und Anerkennung. Wenn Sie Ihre Gefühle projizieren, wollen Sie möglicherweise herausfinden, was in Ihrem Inneren vor sich geht. Sobald Sie verstehen, wie Sie mit Ihren Emotionen umgehen, werden Sie begreifen, warum andere Menschen sich Ihnen gegenüber so verhalten, wie sie es tun.

Verkehrsrowdys sind ein gutes Beispiel für Menschen, die hoch emotional sind und zur Übertreibung neigen. Ein solcher Fahrer hängt Ihnen im Nacken, hupt, bevor die Ampel auf Grün schaltet, schneidet andere auf der Autobahn und drückt damit höchstwahrscheinlich inneren Aufruhr aus. Er richtet seinen Zorn gegen ihm unbekannte Autofahrer, anstatt diejenigen anzugreifen, die seinen Ärger verursacht haben. Die anderen Fahrer, die Objekte seines Zorns, sind für ihn nicht greifbar und namenlos, also ist es für ihn in Ordnung, seine Wut bei ihnen abzuladen. Der Verkehrsrowdy verwandelt die Außenwelt in eine Reflexion seines Innenlebens. Er fühlt sich von anderen Menschen behindert und ausgebremst und dadurch machtlos und hilflos. Seine animalischen *(limbischen)* Gehirnzellen übernehmen die Macht über das Vorderhirn, und seine Emotionen kontrollieren seinen Fahrstil, was schnell extrem gefährlich werden kann.

Menschen mit hohem Liebes-IQ begreifen, dass Emotionen wie Zorn mächtiger sind als bloße Gedanken. Wann wurden Sie zum letzten Mal von Ihren Gedanken motiviert? Gefühle können Sie dazu bringen, eine Idee leidenschaftlich zu verfolgen. Sie können Sie etwa anspornen, ein Tennismatch zu gewinnen, oder Sie dazu inspirieren, eine Familie zu gründen. Ihre Emotionen sind die Quelle der Kraft hinter Ihren Gedanken. Sie bestimmen, was Sie denken, was Sie tun oder nicht tun, mit wem Sie eine Beziehung eingehen und ob Sie daran festhalten wollen. Ihre Gedanken arbeiten synchron mit Ihren emotionalen Reaktionen und bewerten die Informationen, die Sie auf Grund von Erfahrungen angesammelt haben. Diese Erfahrungen wurden in Ihrem Gedächtnis jedoch hauptsächlich auf der Basis Ihrer jeweiligen Gefühle abgespeichert.

Selbstwertgefühl ist eine wesentliche Komponente der Liebesintelligenz. Mit *Ichbewusstsein* bezeichnen wir die Fähigkeit eines jeden zu erkennen, was er von Augenblick zu Augenblick emotional erlebt. Selbstbewusst sein heißt, Gefühle nicht zu leugnen, zu ignorieren, zu verlagern oder zu unterdrücken. Emotionales Selbstbewusstsein ist unerlässlich für psychisches Wohlbefinden und körperliche Gesundheit, da es das Fundament für Ihre Entscheidungen bildet und die Richtung vorgibt, in die Sie gehen. Ob Sie sich Schuhe kaufen, einen neuen Job suchen, noch einmal die Schulbank drücken, sich an einen Partner binden oder eine Beziehung beenden – alle diese Handlungen haben ihren Ursprung in Ihren Emotionen.

In liebesintelligenten Beziehungen herrscht ein ständiger Strom von intensiven und leidenschaftlichen Emotionen, aber keiner von beiden wird davon überflutet. Hier fließen die Gefühle frei zwischen den Partnern, sind jedoch (laut Goleman) niemals überstrapaziert oder durchtränkt von Negativität oder Toxizität.

Ihre Emotionen bestimmen nicht Ihr Ich, sie sind nur, was Sie in bestimmten Momenten fühlen. Sie sind Ihre Lehrer und spirituellen Führer, die Wächter über Ihre Grenzen, die Schrankenwärter Ihrer Integrität und die Informationskanäle aus der innersten Sphäre Ihres grundlegenden Wesens. Emotionen sind weder gut noch schlecht. Sie sind ein Aspekt Ihres Menschseins. Sie sind das Gegenstück und zugleich der Seelenverwandte Ihres Verstands und Gehirns.

Emotionen sind ein Thema für uns

Früher dachte man, dass Männer weniger emotional als Frauen seien. In Wahrheit sind Männer und Frauen gleichermaßen emotional. Männer tendieren auf Grund von kulturellen und geschlechtsspezifischen Stereotypen vielleicht eher dazu, ihre Gefühle zu unterdrücken, aber die meisten Männer haben weniger Hemmungen, ihrem Zorn Ausdruck zu verleihen, als Frauen. Dennoch fällt es den meisten Männern schwerer als dem Gros der Frauen, emotionalen Schmerz auszudrücken. Das heißt nicht, dass die Mehrheit der Frauen sich offen darüber äußert. Vielen Frauen ist es immer noch peinlich, geradeheraus über ihre Gedanken und Gefühle zu reden. Für sie gestaltet es sich nach wie vor schwierig, den emotionalen Mittelweg zwischen Erhaltung des Friedens um jeden Preis und der offenen Äußerung starker Gefühle zu finden.

Obwohl den Amerikanern nachgesagt wird, sie seien offen und freundlich, sind Europäer und Südamerikaner in der Regel weniger zurückhaltend, wenn sie Wut, Freude, Angst oder sogar Trauer ausdrücken. Sie sind dabei nicht schüchtern, fühlen sich nicht bloßgestellt und schämen sich nicht dafür. Allerdings variieren emotionale Ausdrucksweisen von Land zu Land und von Kulturkreis zu Kulturkreis. Wir wissen, dass unsere Empfindungen (vor allem Angst) von den Medien ausgebeutet und manipuliert werden. Wir wissen auch, dass Gefühlsäußerungen bei sportlichen Ereignissen, sowohl auf dem Spielfeld als auch außerhalb, zu den wenigen Möglichkeiten gehören, bei denen die Gesellschaft es akzeptiert, wenn Männer Emotionen zeigen. Denken Sie nur einmal daran, dass Fußballspieler sich häufig grämen wie kleine Kinder, wenn sie verlieren, und dass sie jubeln und sich umarmen, wenn sie gewinnen.

In den Vereinigten Staaten scheinen wir es uns nur in Zeiten von nationalen Traumata oder Tragödien zu gestatten, unsere tief empfundenen Gefühle zuzugeben, ohne dabei verlegen zu werden. Die Tragödie des 11. Septembers gipfelte in einem nationalen Gefühlsausbruch, der unseren Mut, unsere Hoffnung und unseren Patriotismus stärkte. An diesem Tag brachen mit dem World Trade Center die emotionalen Abwehrmechanismen zusammen, als wir uns gemeinsam durch ein ganzes Gefühlsspektrum bewegten – immense Ängste, Panik, Depression, Verzweiflung, Entrüstung, Furcht, Entsetzen, aber auch kraftvolle, lebensbejahende Empfindungen wie Bewunderung für die Helden, Empathie und Mitleid für die Angehörigen und deren Verluste sowie Liebe für all jene, die uns nahe stehen.

Warum nur sind unsere Emotionen so schwierig und erschreckend? Warum scheuen sich so viele Menschen davor, Gefühle auszudrücken, selbst wenn sie positiv sind? Vielleicht fürchten wir uns deshalb, weil sie uns manchmal endlos und grenzenlos erscheinen. Sie sind nicht messbar wie eine Tasse Mehl oder ein Dutzend Eier. Dass sie uns den Eindruck vermitteln, die Kontrolle zu verlieren, ist ein weiterer Grund, warum wir Angst vor Emotionen haben. Zudem scheinen sie oft aus dem Nichts zu kommen. Ohne Warnung können sie uns überfallen, und bevor wir uns dessen bewusst sind, weinen wir unkontrollierbar oder bekommen einen Wutanfall. Wenn Sie sich nicht darüber im Klaren sind, wie Sie fühlen, kann ein solches Erlebnis sehr angsteinflößend sein.

Die unsichtbare Landschaft in Ihrem Inneren erschafft physische und psychische Empfindungen, plötzliche Ausbrüche und Gefühle des Verlusts oder der Zurückweisung, die schwer zu identifizieren und kaum zu analysieren sind. Eventuell haben Sie sogar Schwierigkeiten mit erfreulichen, beschwingten Emotionen, weil auch sie beunruhigend sein können. Dies gilt vor allem, wenn Sie glauben, dass Sie Glück nicht verdienen, dass Sie sich schuldig fühlen sollten oder es verdienen zu leiden.

Wissen, wer man ist

Selbstbewusstsein erfordert ein ‚Selbst', das sich spürt, liebt und kennt. Wenn Sie fähig sind, Ihren inneren Kern zu spüren, und mit Ihrer emotionalen Beschaffenheit vertraut werden, erlangen Sie Wissen über sich und den Zugang zu Ihrem Ich, also zu Ihnen als Gesamtperson – dem Wesentlichen Ihres Wesens und Ihrer Identität. Ihr Selbst ist ein fester Bestandteil Ihrer Person, der sich auch im Laufe der Zeit nicht verändert.

Wenn Sie behaupten, sich selbst nicht zu kennen, und sich darüber beklagen, dass Sie sich innerlich leer fühlen, dann sind Ihr Selbstbewusstsein und die Fähigkeit, Liebesintelligenz zu zeigen, kaum greifbar und so gut wie nicht vorhanden. Wenn Sie sehr selbstbewusst sind und einen starken Sinn für Ihr Selbst haben, das während Ihres ganzen Lebens wächst und sich entwickelt, dann liegt Liebesintelligenz im Rahmen der Möglichkeiten, und Sie sollten danach streben, sie zu erlangen.

Ein starker Sinn für Ihr Selbst erfordert Ehrlichkeit und Authentizität mit anderen, sich selbst und der Umwelt. Sie brauchen weder etwas vorzutäuschen noch zu schauspielern, sondern sind einfach Sie selbst. Dieser kraftvolle und reizvolle Zustand verschafft Ihrer Liebesintelligenz Energie und Aufschwung und gibt Ihrem Erleben von Liebe und Leidenschaft eine neue Bedeutung.

Selbstbewusstsein bedeutet auch Unabhängigkeit. Es ist immer leichter, sich anzupassen, als unabhängig zu sein. Wahre Unabhängigkeit setzt die innere Stärke voraus, mit Kritik und Missbilligung umzugehen. Wenn Sie unabhängig sind, lassen Sie sich von Ihren fest verankerten inneren Überzeugungen leiten, anstatt sich an das zu klammern, was andere glauben. Nur wenn Sie mit sich selbst ehrlich sind, können Sie auch anderen gegenüber aufrichtig sein.

Ihr Selbstbewusstsein schließt auch ein fundamentales Bewusstsein über die Gefühle und Motive anderer ein. Wer selbstbewusst ist, besitzt die Fähigkeit zu erkennen, ob andere liebevoll und großzügig oder egoistisch und selbstsüchtig sind. Ein liebesintelligenter Mensch kann andere genau einschätzen, unter die Oberfläche anderer blicken und erkennen, was in ihren Herzen vorgeht.

Liebesintelligenz setzt voraus, dass Sie sich den Gefühlen und Gedanken Ihres Inneren öffnen, ohne sie zu zensieren. Sie können sich dann auch mit erschreckenden Wahrnehmungen und Gefühlen auseinander setzen, weil diese Ihre Person nicht bedrohen. Stattdessen wissen Sie, dass Ihre Wahrnehmungen und Gefühle Ihre Menschlichkeit, Ihre Empathie und Ihr

Mitgefühl reflektieren und Sie darüber hinaus über Ihre Wut, Ihre Verstimmungen und Ihren Schmerz informieren.

Ihre Gedanken, Ihre Träume, die Bemerkungen anderer, äußere Reize wie Kunst, Musik und Natur, Erinnerungen an die Vergangenheit und Spekulationen über die Zukunft bringen Ihre Emotionen an die Oberfläche. Gefühle sind entweder angenehm oder schmerzhaft und besitzen, ebenso wie Menschen, ausgeprägte Charakterzüge. Sie erscheinen in verschiedenen Formen und Farben, gelegentlich sogar Geräuschen.

Laut David Viscott „hängt der Name, den man einer Emotion gibt, von dem Zeitpunkt ab, an dem sie auftaucht". *Angst* zum Beispiel ist die Furcht davor, in der Zukunft Schmerz zu erleben. *Schmerz* verspürt man bei Erleben eines Leids in der Gegenwart. *Wut* ist meist eine Reaktion auf in der Vergangenheit erlittenen Schmerz. Wut taucht übrigens nur auf, wenn Sie in der unmittelbaren Gegenwart verletzt wurden. In diesem Kapitel werden wir uns mit Angst und Schmerz befassen, in Kapitel 5 erörtern wir Wut.

Angst: die Furcht vor der Zukunft

Angst ist wie gesagt die Furcht davor, in der Zukunft verletzt zu werden; das Vorgefühl von Schmerz, Leid oder Verlust – nicht jetzt, sondern später. Angst schaut auf eine unvorhersagbare, unklare Zukunft voraus – Bedenken, die in sich selbst zu weiteren unaufhörlichen Sorgen und Ängsten führen. Angst taucht unter anderem auf, wenn Sie an einen möglichen Liebesverlust denken. Sie machen sich zum Beispiel Sorgen, dass Ihr Liebster Sie wegen eines anderen Menschen verlassen könnte, vor allem, wenn es in Ihrer Beziehung Probleme gibt und Sie nicht sicher sind, wie es weitergehen wird. Angst ruft in Ihrer Vorstellung Szenarien hervor, in denen Ihr Geliebter Sie verlässt.

Angst besitzt, wie die meisten Emotionen, eine starke physische Dimension. Plötzlich können Herzklopfen, Schweißausbrüche, Herzrasen, Schwindel, nervöser Magen, Übelkeit, emotionale Beklemmung, Furcht oder sogar Panikattacken auftreten. Es gibt allerdings auch eine mentale Komponente: Ihr Verstand kann von katastrophalen Gedanken vereinnahmt werden, so dass Sie glauben, Ihnen, Ihrem Partner und Ihrer Beziehung wird bald das Schlimmste zustoßen, was es auf dieser Welt gibt.

Angst ist eine sehr komplizierte Emotion, denn sie basiert oft entweder auf Einbildung oder einer tatsächlichen Furcht. Wenn zum Beispiel Ihr Liebster Sie in der Vergangenheit betrogen hat und Sie ihm in der Gegenwart nicht vertrauen, haben Sie möglicherweise Angst, dass er Sie in Zukunft erneut betrügen wird. Diese Art der Angst leitet sich von einem Schmerz ab, den Sie in der Vergangenheit erlitten haben, und selbst wenn Sie ihn nicht in der Gegenwart empfinden, kann er Sie trotzdem quälen.

Von Zeit zu Zeit vermag Angst in einer gewissen Stärke ein enger Verbündeter zu sein, dann löst sie Alarmstufe Gelb aus, damit Sie auf drohende Gefahren achten. Sind Sie schon einmal mit jemandem ausgegangen, der ein leichtes Angstgefühl in Ihnen geweckt hat? Sie konnten es nicht genau bestimmen, aber irgendetwas an dieser Person vermittelte Ihnen Unbehagen, das Sie zur Vorsicht mahnte. Achten Sie auf solche Gefühle. Es ist sehr wahrscheinlich, dass Ihre Intuition negative Energien dieser Person empfing oder dass Sie spürten, dieser Mensch könnte Ihnen Ärger machen.

Hier hat die Angst die Funktion, Sie vor möglichen Gefahren zu warnen. Angst ist höchst sensibel. Ein gewisser Grad führt zur Ausschüttung einer kleinen Menge Adrenalin, die Ihren Verstand schärft, wenn Sie eine Aufgabe erfüllen müssen, etwa eine Rede halten oder eine Präsentation durchführen. Angst wirkt wie ein emotionaler Radar, und wenn Sie sie richtig einsetzen, wird sie zu Ihrem Verbündeten.

Wird Angst jedoch zu einem heftigen, chronischen Zustand, entwickelt sie ein Eigenleben und ist nicht mehr kontrollierbar. Das verwehrt Ihnen die Freiheit, Ihr Leben so zu leben, wie Sie möchten, und nimmt Ihnen die Fähigkeit, spontan zu reagieren. In extremen Fällen weitet sie sich zu Panik aus oder führt zu Brustschmerzen und dem Gefühl, sterben zu müssen.

Übung: Beschreiben Sie Ihre Momente grösster Angst

Denken Sie an eine Situation, vor der Sie sich fürchten. Etwa wenn Sie eine Rede halten müssen? In der Öffentlichkeit zu sprechen, steht auf Nummer 1 der allgemeinen Liste der Ängste. Für einige Menschen ist sie sogar größer als die Angst vor dem Tod. Verspüren Sie mehr als Unbehagen, wenn Sie Ihren Boss um eine Gehaltserhöhung bitten oder etwas von Ihrem Partner fordern möchten? Macht Intimität Sie nervös? Fühlen Sie sich dabei angreifbar und schutzlos, weiteren Verletzungen ausgeliefert? Werden Sie extrem nervös und unsicher, wenn Sie jemandem näher kommen?

Erstellen Sie eine Liste mit mindestens fünf Situationen, die Angst in Ihnen hervorrufen. Dreht es sich dabei um Beziehungsprobleme wie Liebesverlust, Verlustangst, Wut oder Konflikte? Sind diese Ängste mit finanziellen Aspekten oder einem Sicherheitsbedürfnis verbunden? Flößen Ihnen gesundheitliche Themen Furcht ein? Haben Sie vielleicht Angst, älter zu werden oder nicht mehr attraktiv zu sein?

Herauszufinden, was Ihre Ängste auslöst, macht Ihnen bewusst, welche Themen Ihrer Zuwendung bedürfen. Wenn Sie sich zum Beispiel davor fürchten, in einer Beziehung offen über Probleme zu sprechen, müssen Sie das Ihrem Partner mitteilen. Wenn Sie allein leben, sollten Sie sich mit einem Therapeuten oder einem anderen Berater darüber unterhalten, warum Ihnen Nähe oder Durchsetzungsvermögen Furcht einflößen. Der erste

Schritt, mit der Angst umzugehen, besteht darin, sich selbst ehrlich einzugestehen, warum Sie sich fürchten. Wenn Sie Ihr spezielles Problemfeld abschätzen, können Sie über Möglichkeiten nachdenken, wie sich die Situation verbessern lässt. Diese reichen von ungezwungenen Gesprächen bis zu einer Therapie, Eheberatung, Hypnose oder einer Kombination davon.

Schmerz

Schmerz ist nichts anderes als Pein und Verzweiflung in der Gegenwart. Schmerz ist von einem rötlichen Lila, der Farbe von Wunden. Schmerz ist die Art Pein, die in Ihrem Herz knistert und brennt, als wären Sie ein Kleinkind, das eine Haarklammer in die Steckdose geschoben und sich den Finger verletzt hat. Schmerz kündigt eine Verletzung an und informiert Sie darüber, dass Sie sich in Pein befinden. Schmerz engt Sie ein und macht Sie mutlos. Schmerz kann bereits einsetzen, wenn Ihr Partner sein Gesicht verzieht, nachdem Sie sich für eine besondere Gelegenheit einen neuen Haarschnitt und ein neues Kleid zugelegt haben. Ihre Gefühle sind verletzt. Wenn Sie nicht zum Ausdruck bringen, dass Sie das schmerzt – ‚Autsch, das tut weh!' –, dann werden Sie diese Pein immer wieder verspüren.

Es ist unrealistisch, zu erwarten, dass Ihr Partner Sie niemals verletzen oder enttäuschen wird. Diese Erwartung kann den emotionalen Fluss in Ihrer Beziehung vergiften. Nehmen wir zum Beispiel an, Sie spielen Golf und Ihnen gelingt ein spektakulärer Birdie. „Nicht schlecht", sagt Ihr Partner nur und konzentriert sich bereits auf seinen nächsten Schlag. Sie sind womöglich verletzt, weil er Ihren Erfolg nicht gewürdigt hat, und außerdem der Meinung, er habe Sie nicht genügend gelobt.

Wären Sie eine liebesintelligente Frau, würden Sie sich jedoch auch fragen: „Woher kommt dieser Schmerz? Was ist für mich ausreichendes Lob, und woher stammt mein Bedürfnis danach? Geht es auf ein früheres Erlebnis zurück?" Sie würden zudem verstehen, dass Ihr Partner ebenfalls putten möchte. Sie würden es der menschlichen Natur zuschreiben und Ihre Frustration nicht zum nächsten Abschlag mitschleppen. Absolute Gedanken wie 'er wird mich niemals verletzen' bringen Ihnen nur Ärger ein.

Liebe tut weh

Liebe tut immer weh. Unabhängig davon, wie gut eine Beziehung ist und wie lange sie andauert, schmerzt Liebe grundsätzlich, da wir Menschen sind und nicht ewig leben. Liebe tut natürlich auch weh, wenn Sie Ihr Geliebter verlässt, betrügt oder ausnützt. Der einzige Weg, Schmerz und Liebeskummer aus Ihrem Leben zu verbannen, besteht darin, sich zurückzuhalten und sich niemals zu gestatten, jemanden zu lieben. Wenn Sie den Schmerz nicht riskieren, werden Sie niemals Liebe kennen lernen. Sie entfernen sich selbst von „der magnetischen Kette der Menschlichkeit“, wie Nathaniel Hawthorne es nannte. Die menschliche Kette, die Hawthorne erwähnt, ist der niemals endende Kreislauf von Liebe, Schmerz, Pein, Hass und menschlicher Verbindung. Schmerz liegt also auf dem gleichen Gebiet wie Liebe.

Verwandeln Sie Ihre Gefühle in Symptome?

Seit dem späten 19. Jahrhundert, als Hypnotiseure und Psychotherapeuten entdeckten, dass sexuell unterdrückte Frauen ihre Emotion in physische Symptome wie hysterische Erblindung und Unterleibsschmerzen umwandeln konnten, betrachtet die Psychotherapie blockierte Emotionen als Wurzel vieler physiologischer Krankheiten. Einige oft verwendete Ausdrücke, wie zum Beispiel 'Du gehst mir auf die Nerven', stammen von dieser menschlichen Vorliebe, emotionale Nöte zu verlagern und abzublocken, sie mit physischen Symptomen zu verbinden und auch wörtlich wiederzugeben. Dieser Prozess wird *Somatisierung* genannt. Daher stammt auch das Wort 'psychosomatisch'. Eine Emotion wie Angst kann jahrelang verborgen bleiben, bis sie sich eines Tages in einem physischen Symptom zeigt, vor allem in Fällen von sexueller Belästigung oder anderen Arten physischen oder psychischen Missbrauchs.

Einige Menschen sind ihrer emotionalen Umgebung gegenüber so empfindsam, dass sie jede Spannung in einem Raum empfangen und sie in starke Kopfschmerzen umwandeln. Eine andere Person wird extrem wütend und bekommt einen Hustenanfall, anstatt mit ihrem Zorn umzugehen. Manche Menschen sind emotional ‚porös', das heißt, sie sind psychisch empfänglich für die jeweilige emotionale Atmosphäre. Wenn sie sich beispielsweise an einem Ort mit traurigen Menschen befinden, werden sie depressiv. Ihre emotionalen Abgrenzungen sind durchlässig und vermischen sich mit dem vorherrschenden emotionalen Klima, unabhängig davon, ob es sich um eine Party im Urlaub oder um ein angespanntes Meeting handelt.

Wenn Ihr emotionaler Radar außergewöhnlich feinfühlig reagiert und Sie dazu neigen, die emotionalen Befindlichkeiten anderer aufzunehmen, sollten Sie sich, soweit es Ihnen möglich ist, mit positiven Menschen umgeben. Nur wenn Sie sich in aufbauender Umgebung aufhalten, wird Ihre emotionale Gesundheit gefördert und nicht ausgesaugt. Emotionale ‚Vampire', solche Menschen, die Ihnen emotionale Stärke entziehen und Ihre Lebenskraft aussaugen, sind nämlich besonders gefährlich für Ihr Wohlbefinden.

Die Reise zu emotionalem Selbstbewusstsein

Selbstbewusstsein zu erlernen ist nicht leicht; es erfordert eine Menge Geduld und Ausdauer. Den meisten Menschen fällt es schwer, die Art zu ändern, auf die sie bisher die Welt und sich selbst gesehen haben. Die Dinge anders zu sehen bedeutet, die

Geschichte Ihres Lebens neu zu schreiben oder, genauer ausgedrückt, die Interpretation Ihres Lebens zu ändern, die Ihnen bisher sinnvoll erschienen war. Wenn Ihr emotionales Selbstbewusstsein wächst, werden Sie einiges mit anderen Augen sehen. Manchmal werden Sie Ihre Beziehungen und sich selbst in einem harten, gleißenden Licht wahrnehmen, dann wieder weich gezeichnet, aber unabhängig von der Qualität des Lichts werden Sie mit wachsendem Selbstbewusstsein nicht wenige Dinge anders betrachten.

Achten Sie immer genau auf Ihre Gefühle

Selbstbewusstsein beginnt mit der aufmerksamen Betrachtung Ihrer Gefühle. Darauf zu achten heißt jedoch nicht nur, dass Sie *sagen*, was Sie fühlen, denn Empfindungen auszudrücken bedeutet lediglich eine ‚Intellektualisierung' Ihrer Emotionen. Selbstbewusstsein nimmt vielmehr Ihre Emotionen unmittelbar wahr, und zwar im jeweiligen Moment, also im Hier und Jetzt. Das geschieht unabhängig davon, ob es sich um angenehme oder unangenehme Gefühle handelt, Sie verleugnen weder, was Sie fühlen, noch ignorieren, verlagern oder unterdrücken Sie es. Sie haben engen Kontakt zu all den vagen Andeutungen, grellen Empfindungen und inneren Nuancen Ihrer Emotionen. Wenn Sie nur kopfgesteuert leben, weil Ihnen Ihre Empfindungen unangenehm sind oder weil Sie ihnen nicht trauen und Angst haben, die Kontrolle zu verlieren, müssen Sie mit einer lausigen Beziehung zu Ihrem Partner und anderen wichtigen Menschen in Ihrem Leben rechnen. Wenn Sie vor Ihren Gefühlen auf der Hut sind und sich vor ihnen schützen, spinnen Sie sich sozusagen in einen Kokon ein und entmenschlichen Ihre Beziehungen. Nur mit dem Verstand zu leben, ist, als würde man lediglich über Lebenserfahrungen lesen, anstatt sie tatsächlich zu machen – so als wäre das Leben ein Buch, das man liest, und nicht etwas, das gelebt werden will.

Was empfinden Sie im Moment? Sind Sie ruhig? So als würden Sie auf dem Rücken in einem See treiben und beobachten, wie die Wolken vorüberziehen? Sind Sie angespannt und nervös, so als hörten Sie eine Mücke im Raum summen. Sie können das Tier nicht sehen, wissen aber, dass es Sie jeden Moment stechen könnte, wenn Sie es nicht fangen? Fühlen Sie sich traurig und verlassen, oder haben Sie einfach nur schlechte Laune und wissen nicht, warum. Steigt Wut in Ihnen hoch und bringt die kleinen Nerven im Nacken zum Vibrieren?

Es ist wichtig, Moment für Moment genau zu beobachten, was Sie empfinden, und das so beständig wie möglich. Zu Beginn mag Ihnen das nicht leicht fallen. Neue und anders geartete Verhaltensweisen sind am Anfang immer schwer einzuschätzen. Vielleicht ist das Durchhalten aber auch ermüdend, schließlich kostet es Kraft, wenn Sie sich gewissenhaft bemühen, Ihre Gefühle jeden Moment zu spüren. Mit ein wenig Übung wird es jedoch leichter, und irgendwann wird es zur Gewohnheit.

Praktizieren Sie emotionale Impulskontrolle

Wenn Sie *nachdenken,* bevor Sie aufgrund Ihrer Emotionen *handeln*, praktizieren Sie emotionale Impulskontrolle. Das klingt simpel, ist aber manchmal recht schwierig. Sie erlauben sich einfach, sämtliche Emotion zu spüren, während Sie abwägen, wie Sie Ihre Gedanken darüber ausdrücken werden. Oder Sie entscheiden sich dafür, dieses Thema gar nicht anzusprechen. Dieses Gefühl könnte allerdings kontraproduktiv sein. Vielleicht möchten Sie auch eine Weile warten und sich beruhigen, bevor Sie darüber reden – Sie haben die Wahl.

Wenn Sie keine emotionale Impulskontrolle anwenden, befriedigen Sie zwar das momentane Bedürfnis, sich Luft zu machen oder Spannung abzubauen, aber Sie sehen die Dinge dann nicht auf eine neue und andere Weise und können die

Probleme nicht lösen. Lassen Sie sich Zeit. Treten Sie einen Schritt zurück. Lösungen, die auf Angst und Furcht basieren, führen nur zu noch größerer Verwirrung und Aufruhr. Nehmen Sie sich zurück und suchen Sie nach Richtlinien, die Ihnen für Ihr Handeln einen gesünderen und effektiveren Weg weisen.

1. Suchen Sie nicht nach prompten Antworten auf Ihre Probleme

Der erste Schritt zu mehr Selbstbewusstsein besteht darin, Schwierigkeiten langsamer anzugehen. Überstürzen Sie die Lösungsfindung nicht, auch wenn das Problem noch so dringend scheint. Befinden Sie sich zum Beispiel mitten in einer Partnerschaftskrise und suchen eine Lösung, dann neigen Sie dazu, impulsiv zu denken und zu handeln, weil Sie verunsichert und verängstigt sind. In einem derart emotional aufgeladenen Zustand scheint jede Antwort besser zu sein als keine, aber Lösungen, die in so gefühlsbetonten Situationen entstehen, bringen auf lange Sicht gesehen nur noch mehr Probleme mit sich.

2. Laufen Sie Ihren Gefühlen nicht davon – bleiben Sie dabei

Der zweite Schritt besteht darin, das Erlebte und den Ärger aufzunehmen. Bleiben Sie dabei. Erkennen Sie es an. Sie erleben es bewusst und ignorieren es nicht. Sie spielen es weder herunter, noch leugnen Sie es. Und Sie bilden sich auch kein Urteil über den Wirbelsturm beunruhigender Gefühle, den Sie gerade spüren. Wenn Sie Ihrem unmittelbaren Impuls nicht nachgeben, also nicht zurückschlagen, sich verteidigen oder irgendwie versuchen, Ihre Würde Ihrem Partner gegenüber zu retten, sondern in die Gesamtheit Ihrer Gefühle eintauchen, dann schaffen Sie Platz für eine neue Sichtweise und Klarheit in Ihrem Bewusstsein.

Sie werden feststellen, dass Ihre verzögerte Reaktion es Ihnen erlaubt, die Situation viel deutlicher zu sehen. Ihr Verstand braucht einen gewissen Zeitraum, um die Botschaften zu ‚lesen', die Ihre Emotionen ihm schicken. So üben Sie die manchmal recht schwierige Praxis der Impulskontrolle richtig aus, vor allem, wenn Sie sich von Ihrem Partner zu einer sofortigen Erwiderung herausgefordert fühlten. Emotionale Impulskontrolle ist der Schlüsselwert, der Liebesintelligenz charakterisiert.

3. Konzentrieren Sie sich auf sich selbst, nicht auf Ihren Partner

Der dritte Schritt besteht darin, bei sich und Ihren Gefühlen zu bleiben. Schweifen Sie nicht ab, indem Sie sich auf Ihren Partner konzentrieren oder auf die Situation, die den emotionalen Aufruhr verursacht hat. Denn dann wenden Sie sich von Ihren Gefühlen und deren Botschaft ab, der Botschaft des Selbstbewusstseins. Nehmen wir an, Ihr Partner sagt etwas, was Ihre Gefühle verletzt, und Sie rächen sich mit einer bissigen Bemerkung. Sie sind wütend und überlegen, warum Ihr Partner sich so unsensibel verhalten hat. Also erfinden Sie eine Geschichte über ihn, die Ihr Verhalten und Ihre Wut rechtfertigt.

„Er nimmt keine Rücksicht auf meine Gefühle." „Was ich auch tue, es ist nie genug für ihn." „Wenn er mich wirklich liebte, würde er nicht so mit mir reden." „Er liebt mich nicht wirklich – das, was er gerade gesagt hat, ist der Beweis dafür." Diese Gedanken sind Ihre vermeintliche Antwort auf das Geschehene. Sie geben wieder, was Ihr Verstand im Dienst Ihres gerechten Zorns fabriziert hat. Stattdessen intensivieren diese Gedanken jedoch Ihre Emotionen über Ihren Partner und sorgen dafür, dass Sie sich noch weiter von der Liebe entfernen, die Sie für ihn empfinden.

Anstatt Ihre Gefühle derart zu rechtfertigen, sollten Sie versuchen, nur bei Ihren Gefühlen zu bleiben, und sich fragen: „Was steckt in meinen Inneren, was mich jetzt so wütend macht?" Oder: „Was steckt in meinem Inneren, was mich jetzt so sehr verletzt?" Sie können sich diese Fragen bei jeder Emotion stellen und stets ehrlich herausfinden, was diese Ihnen signalisieren will. Versuchen Sie dabei nicht, die Antwort zu erzwingen. Haben Sie Geduld. Lassen Sie es zu, dass die Antwort auf Ihre Fragen ohne mentale Interferenz auftaucht.

In der Regel werden Sie feststellen, dass Ihre heftige Reaktion auf etwas Wesentlicheres zurückgeht als auf die aktuelle Streitigkeit. Zum Beispiel, dass der Streit mit Ihrem Partner sich an eine Reihe solcher Begebenheiten aus der Vergangenheit anschließt. Diese haben sich womöglich im Laufe der Jahre angehäuft und waren tief in Ihrer Psyche vergraben, und Ihr derzeitiger Partner hat nun den Auslöser betätigt.

Wenn etwa eine wichtige Person aus Ihrer Vergangenheit Sie getadelt oder kritisiert hat, haben Sie sich dabei möglicherweise ‚schlecht' oder ungeliebt gefühlt. Der schneidende, barsche Ton Ihres Partners und die Kritik der Aussage kann die mit der damaligen Verletzung verbundenen Emotionen wieder entfacht haben. Wenn Sie nun handeln, bevor Sie nachdenken, verursachen Sie eine Eskalation des Konflikts mit Ihrem Partner. Wenn Sie handeln, bevor Sie nachdenken, *lesen* Sie Ihre emotionalen Signale nicht, Sie *reagieren automatisch* darauf.

Bei diesem dritten Schritt sollten Sie tief durchatmen. So gewinnen Sie Zeit, um sich zu beruhigen, und schwächen das Bedürfnis ab, sofort zu reagieren. Während Sie durchatmen, lenken Sie Ihre Gedanken auf Ihre Gefühle, damit Ihnen Ihre Reaktion bewusst wird. Beachten Sie dabei, dass es Ihnen schwer fallen könnte, Ihre hart erkämpfte Einsicht zu akzeptieren.

Nehmen wir an, Sie finden heraus, dass Sie sich bei Kritik beschämt und peinlich berührt fühlen, weil Sie in Ihrem tiefsten Inneren der Überzeugung sind, jede Kritik bedeute, dass mit Ihnen etwas grundlegend nicht stimmt. Im Extremfall in einem solchen Maß, dass Sie nicht liebenswert sind und niemals geliebt werden können. Wenn Sie nicht geliebt werden können, wird Ihr Lebensgefährte Ihrer letztendlich überdrüssig und verlässt Sie wegen eines anderen Menschen. Sobald Sie diese Verbindung herstellen, erkennen Sie, dass der eigentliche Grund für den Streit Ihre Furcht war, verlassen zu werden, die Sie mit der Kritik Ihres Partners assoziiert haben.

Mit dieser Einsicht können Sie eine emotionale Kurskorrektur vornehmen und die Fähigkeit erlangen, mit Ihrem Partner auf eine vernünftige, gemäßigte Art und Weise zu kommunizieren. Wenn Sie sich dazu entschließen, diese Einsicht mit Ihrem Partner zu teilen, verlieren Sie automatisch Ihre Abwehrhaltung. Solche emotionale Ehrlichkeit kann Sie nur näher zusammenbringen, da die Offenheit über ein schmerzhaftes Thema die Intimität mit Ihrem Partner fördert.

4. Der Drahtseilakt zwischen Gedanken und Gefühlen

Ganz und gar menschlich und eins mit sich selbst zu sein erfordert eine stabile Balance zwischen Ihrer Fähigkeit, klar zu denken, und Ihrer Fähigkeit, tiefe Gefühle zu empfinden. Wenn Ihr Verstand und Ihre Emotionen offenen Zugang zueinander haben und im Einklang arbeiten, erzeugt das Zusammenspiel zwischen beiden eine starke Klarheit in Ihrem Denken und Ihren Handlungen. Diese wiederum schafft das beste Klima für eine offene, ehrliche Kommunikation mit Ihrem Partner.

Ihr Selbstbewusstsein erlaubt es Ihnen, mutig in die dunklen Ecken Ihrer Seele zu schauen, wobei Ihre Selbstwahrnehmungen unzensiert, unverzerrt und schmucklos sind. Um Ihren Möglichkeiten gerecht zu werden, bedarf es einer Veränderung; Sie müssen Dinge anders sehen und tun. Ebenfalls ist es nötig, einige schwierige Entscheidungen über Ihr weiteres Leben zu fällen.

Wenn Ihr Selbstwertgefühl, Ihr Eindruck, kompetent zu sein, und der Wert, den Sie Ihren Leistungen beimessen, von der Meinung anderer herrühren, wird alles, was Sie fühlen oder denken, unglaubwürdig und unwichtig. Sie blockieren Ihre emotionalen Signale, verlieren die Fähigkeit, ein leidenschaftliches und kreatives Leben zu führen, und werden niemals Liebesintelligenz erfahren, die jedoch Ihr Geburtsrecht ist.

5. Das Management Ihrer Gefühle

Um Ihre Emotionen zu kanalisieren, müssen die Elemente der Empathie, Impulskontrolle und ein gewisses Wutmanagement vorhanden sein. Wenn Sie lernen, langsamer vorzugehen und zu denken, bevor Sie handeln, beginnen Sie damit, Ihre Emotionen auf richtige Weise zu managen. Dann gelingt es Ihnen besser, Ihre Gefühle zu erkennen und zu benennen. Sie verstehen die jeweiligen Ursachen besser und lernen den Unterschied zwischen Emotionen und Handlungen zu begreifen.

Sie lernen auch, Frustrationen besser zu tolerieren und mit Wut umzugehen. Das Wutmanagement ermöglicht es Ihnen, Ihren Ärger angemessen auszudrücken, ohne zu streiten. Und Sie lernen, weniger verbale Schläge auszuteilen, und zetteln keine unschönen Diskussionen mehr an.

Weniger aggressives oder selbstzerstörerisches Verhalten ist das Ergebnis größerer Selbstkontrolle beim Umgang mit Stress und steigert die Fähigkeit, sich ganz auf aktuelle Aufgaben zu konzentrieren.

6. Die Nachwirkungen

Emotionales Selbstbewusstsein räumt alle falschen Vorstellungen aus, die Sie möglicherweise von sich selbst hatten, und lässt Dinge anders erscheinen, als Sie sich diese vorgestellt hatten. Es beseitigt unrealistisches Wunschdenken und Erwartungen, die Ihr Bedürfnis nach Sicherheit und Liebe nähren. Diese neue Ebene des Bewusstseins, auf der die Dinge nicht mehr so sind, wie Sie sie bisher gesehen und sich gewünscht haben, kann derart beunruhigend und verwirrend sein, dass Sie sich am liebsten wieder in die Sicherheit Ihres Inneren zurückziehen würden. Doch dort würden Sie nur scheinbar Behaglichkeit finden. Wenn Sie Ihre Liebesintelligenz entwickeln wollen, müssen Sie Ihren Stolz hinunterschlucken, tief durchatmen und bei der Erfahrung bleiben, die Ihnen die Einsicht bringt.

Denken Sie daran: Selbstbewusstsein bedeutet nicht, ausschließlich in Ihren Emotionen zu leben. *Ausschließlich* in Ihren Emotionen zu leben, nur wenig auf die Konsequenzen Ihres Handels zu achten, impulsiv zu agieren und Dinge zu tun, ohne vorher nachzudenken und zu planen, erzeugt Verwirrung und Chaos in Ihrem Leben und in Ihren Partnerschaften. Es gefährdet Sie und befremdet andere. Wenn Sie ausschließlich in Ihren Emotionen leben, handeln und reagieren Sie, ohne an die Konsequenzen zu denken. Das bedeutet den Verlust des Selbstbewusstseins.

Setzen Sie sich mit Ihrer inneren Stimme in Verbindung

Der letzte Schritt, um Ihr Selbstbewusstsein zu stärken, besteht darin, den unsichtbar Anwesenden oder die intuitive Stimme in Ihrem Inneren zu kontaktieren, die Ihre Emotionen leitet und über Sie waltet. Dies ist keine externe Instanz, kein Vorfahr oder eine geisterhafte Gestalt aus Ihrer Vergangenheit, sondern nichts als Ihre innere Stimme, die Sie flüsternd berät, wenn Sie sich Zeit dafür nehmen und den richtigen Raum zum Zuhören schaffen. Diese Stimme kann tröstlich, belehrend, antreibend, praktisch, leidenschaftlich oder aufgebracht klingen, je nachdem, wo und wie sie sich Gehör verschafft. Oft gleicht sie dem Gewissen, das Ihnen sagt, was falsch und was richtig ist. Manche nennen sie auch ‚Intuition'. Einige sind der Ansicht, sie existiere in dem Raum zwischen bewussten und unbewussten Emotionen. Hören Sie auf Ihre innere Stimme. Vertrauen Sie Ihr und machen Sie sich mit den Navigationszeichen vertraut, die sie Ihnen schickt, um Ihnen auf Ihrem Lebensweg zu helfen.

Kapitel 5

Besiegen Sie Eifersucht und Wut mit Liebesintelligenz

Selbstkontrolle hat nichts damit zu tun, dass man seine Gefühle kontrolliert, sondern damit, dass man sie spürt.

Dr. Jeanne Segal, *Emotionale Intelligenz*

Niemand ist dagegen gefeit, dass er giftige Emotionen empfindet und ausdrückt. Gefühle wie Wut, Zorn, Eifersucht, Schuld, Angst, Depression und Trauer gehören zum Menschsein und sind Manifestationen der dunkleren Seite des Lebens. Wenn sie verstanden, richtig ausgedrückt und umgelenkt werden, behalten sie zwar ihr giftiges Potenzial, können aber auch transformativ, also wichtige Auslöser für Veränderungen sein.

Giftige Emotionen können die Kommunikation innerhalb einer Beziehung meist eher erleichtern als positive und führen letztlich zu mehr Intimität und einer Vertiefung der Kommunikation zwischen den Partnern. Die Intensität dieser Gefühle, so unangenehm sie auch sein mögen, zwingt Sie, sich Ihren Problemen zu stellen. Das Ausmaß Ihrer Liebesintelligenz bestimmt, ob Sie durch Ihre Gefühle Ihre Probleme lösen oder Ihrer Beziehung Schaden zufügen.

Ein liebesintelligenter Mensch ignoriert giftige Emotionen weder, noch flieht er vor ihnen. Stattdessen akzeptiert er sie, stellt sich ihnen und setzt sich auf konstruktive Weise mit ihnen auseinander. Giftige Emotionen und schmerzliche Gefühle sind ein Teil jeder Beziehung. Wenn Sie Ihr Potenzial neu definieren und Ihre Energie nutzen, können Sie Fehler ausbügeln, Ihre persönlichen Grenzen verteidigen und sich wieder wohl in Ihrer Haut fühlen. Außerdem vermag die Auseinandersetzung mit diesen Gefühlen Ihre Partnerschaft zu stärken.

Empfangen Sie emotionale Signale?

Viele Menschen drücken ihre Gefühle nicht aus, weil sie sie im fraglichen Moment gar nicht erkennen. Diese Unfähigkeit, die eigenen Emotionen wahrzunehmen, könnte an Ihrer Sozialisation als Kind liegen, als Sie erfahren haben, welche Gefühle passend und welche unpassend sind. Sie haben gelernt, inakzeptable Gefühle wie Wut und Kränkung aus Ihrer bewussten Wahrnehmung zu verbannen. Deshalb bemerken Sie sie möglicherweise jetzt als Erwachsener nicht, selbst wenn Ihr Partner Sie empfindet oder ausdrückt. Um die Angelegenheit noch weiter zu verkomplizieren, lächeln manche Menschen, wenn sie wütend sind, oder runzeln als Ausdruck des Glücklichseins die Stirn, ohne zu wissen, dass sie dabei widersprüchliche Signale aussenden.

Machen Sie und Ihr Partner gerade eine Krise durch, so ertappen Sie sich möglicherweise dabei, dass Sie Ihre Emotionen in neurotische Verhaltensweisen umlenken, dass Sie auf zwanghafte Weise Geld ausgeben, sich dem Glücksspiel hingeben, sich mit Essen voll stopfen oder sogar Ihre Sexualität ausleben, um sich an Ihrem Partner für die erlittene Kränkung zu rächen. Wie verstehen Sie nun, was Sie empfinden? Das ist im Grunde ganz leicht. Sie müssen nur lernen, Ihren eigenen Gesichtsausdruck und Ihre Körpersprache zu deuten, und sich darüber bewusst werden, wie Sie aussehen, wenn Sie etwas empfinden. Leihen Sie sich einen gefühlsbetonten Videofilm aus und betrachten Sie sich im Spiegel, wenn Sie weinen, lachen, Furcht oder Wut verspüren. Ihre Emotionen und Gefühle zeigen sich in Ihrer Körperstellung und -haltung ebenso wie in Ihrem Gesichtsausdruck, auch wenn Sie sich dessen gar nicht bewusst sind.

Bevor Sie sich tiefer auf diese giftigen Emotionen einlassen, gönnen Sie sich jetzt ein paar Minuten Zeit, um Kontakt mit einem entweder stark positiven oder stark negativen Gefühl aufzunehmen. Jede Emotion ist geeignet, und je intensiver sie ist, desto besser vermittelt sie Ihnen wichtige Botschaften. Emotionen sind Ihre ganz persönlichen „emotionalen Piepser" oder inneren Signale, die Ihnen sagen, dass entweder in Ihnen selbst oder mit Ihrer Situation etwas im Argen liegt. Wenn Sie emotional „angepiepst" werden, heißt das, Sie sollten sich dringend mit dem Gefühl auseinander setzen. Allerdings dürfen Sie jetzt nicht gedankenlos oder impulsiv handeln. Vergessen Sie nicht, dass die Impulskontrolle eine wichtige Eigenschaft eines liebesintelligenten Menschen ist.

Übung: Identifizieren Sie Ihre Gefühle

1. Lehnen Sie sich bequem zurück und schließen Sie die Augen.
2. Denken Sie an eine starke Emotion oder an ein übermächtiges Gefühl, das Sie in den letzten Tagen empfunden haben. Es kann ein angenehmes oder ein beunruhigendes sein.
3. Wie haben Sie diesen Moment physisch erlebt? Was haben Sie an Ihrem Körper äußerlich und innerlich wahrgenommen?
4. Fragen Sie sich: Was habe ich mit diesem Gefühl gemacht? Habe ich es ignoriert oder verleugnet? Habe ich die Botschaft, die es mir vermitteln wollte, wirklich verstanden? Bin ich damit umgegangen, so gut ich es konnte? Wenn nicht, warum nicht?

5. Nun fragen Sie sich: Welches Ergebnis hatte mein Umgang mit diesem Gefühl? War das Ergebnis hilfreich und befriedigend? Wenn nicht, warum nicht?

Führen Sie diese Übung mehrmals durch, um für Ihre Gefühle und all das sensibel zu werden, was diese Ihnen mitteilen wollen. Mit ein wenig Übung werden Sie allmählich empfänglicher für Ihre eigenen emotionalen Signale, was es Ihnen ermöglicht, sich Ihren Gefühlen deutlich schneller zu stellen als früher. Sie werden auch feststellen, dass Sie Ihre emotionalen Erfahrungen nicht ignorieren, leugnen oder kleinreden können. Ständiges Üben wird Sie dazu anregen, Ihre Probleme rasch anzugehen, und außerdem Ihre Liebesintelligenz und Ihr Wohlbefinden steigern.

Verändern Sie Ihre Einstellung zu giftigen Gefühlen

Ihre Liebesintelligenz wird erblühen, sobald Sie anfangen, giftige Gefühle und traditionell negativ besetzte Emotionen mit dem Bedürfnis nach Veränderung und gegenseitigem Wachstum zu verknüpfen. Sie können Ihre Gedanken über giftige Gefühle sogar auf neurologischem Niveau umprogrammieren. Wenn eine Emotion wie Wut oder Eifersucht in Ihnen entsteht, trennen Sie diese sofort von ihrer negativen Bedeutung, geben Sie ihr eine positive und überlegen Sie, was sie Ihnen sagen will. Was hat sie in Wirklichkeit zu bedeuten? Zorn oder Depressionen teilen Ihnen mit, dass in Ihrer Beziehung oder mit Ihnen etwas eindeutig im Argen liegt und bearbeitet werden will. Sie und Ihr Partner können diese Gefühle als Ausgangspunkt nehmen, von dem aus Sie das Problem angehen. Die folgende Geschichte ist ein gutes Beispiel dafür, was geschehen kann, wenn man die Signale seiner Emotionen überhört.

Bobbie und David

Jeden Abend zur Schlafenszeit wurde Bobbie ärgerlich, trotzig und niedergeschlagen. Ihr graute vor dem Zu-Bett-Gehen, und sie zögerte es hinaus, indem sie las oder fernsah, während ihr Partner David ihr den Rücken zukehrte und bei Licht einschlief. Sein kühles und abweisendes Verhalten beim Zu-Bett-Gehen dauerte nun schon bereits seit drei Monaten an, bis er eines Abends nach dem Essen zärtlich Bobbies Hand nahm und sie aufforderte, mit ihm ins Bett zu kommen, damit er in ihren Armen einschlafen könne.

In den vorangegangenen fünf Jahren hatten sie jede Nacht Arm in Arm geschlafen, doch vor drei Monaten hatte man David ein anstrengendes Projekt mit einem knapp kalkulierten Abgabetermin übertragen. Er hatte aufgehört, sich bei Bobbie anzukuscheln, ohne ihr zu erklären, warum er Abstand brauchte. Sie hingegen hatte sofort angenommen, dass er sie nicht mehr liebte, und nicht gewagt, ihn nach den Gründen für die plötzliche Veränderung zu fragen, weil sie Angst hatte, dass seine Antwort ihre Befürchtungen bestätigen könnte. Dementsprechend nahen ihre Niedergeschlagenheit und ihre Wut zu.

David funktionierte wie per Autopilot gesteuert. Um seinen Auftrag zu erledigen, musste er all seine körperlichen und emotionalen Sensoren abschalten, und er konnte an nichts anderes mehr denken als an seinen Beruf. Er stand auf, ging zur Arbeit, kehrte zurück und legte sich schlafen. In dieser Zeit nahm er Bobbie gar nicht richtig wahr, hörte kaum ihre Stimme und vermisste auch ihre Berührung nicht. Er lebte nur noch in seinen Gedanken und war so auf seinen Beruf konzentriert, dass seine Frau für ihn gar nicht mehr vorhanden war. Niemals wäre er auf den Gedanken gekommen, ihr zu sagen, dass er sich aus beruflichem Stress vor ihr zurückzog.

Bobbie stellte ihrerseits ihre wachsende Wut oder Niedergeschlagenheit nie in Frage, obwohl diese ihr laut und deutlich mitteilten, dass David – und ihre Partnerschaft – dringend Aufmerksamkeit brauchten. Stattdessen bildete sie sich ein, er habe eine Affäre mit einer anderen Frau und fange bald an, von Scheidung zu sprechen. Da sie sich nicht mit ihren eigenen Gefühlen befassen und auch nicht ihre Angst äußern wollte, er könne eine Geliebte haben, zog sie sich einfach zurück, und ihre Wut und Niedergeschlagenheit wuchsen.

Nachdem das etwa drei Monate lang so gegangen war, ließ der Druck an Davids Arbeitsplatz nach, und er wurde allmählich wieder für andere Lebensbereiche empfänglich. An seinem ersten Wochenende zu Hause wurde ihm klar, wie sehr er sich selbst und seine Partnerin emotional aus den Augen verloren hatte. Im Bett fühlte er sich, als sei er allein. Wie aus tiefem Schlaf erwacht, fing er an, über seine Beziehung mit Bobbie nachzudenken, und ihm wurde plötzlich klar, dass er sie mit seinem kühlen und abweisenden Verhalten vermutlich tief gekränkt hatte.

Als David Bobbie bat, mit ihm ins Bett zu kommen und ihn in die Arme zu nehmen, verspürte sie einen stechenden Schmerz in der Brust und begann zu weinen. Ihr Schmerz durchbrach sämtliche Schutzbarrieren, die sie sich aufgebaut hatte, und sie fasste den Mut, ihm ihre Gefühle und Gedanken der letzten drei Monate zu erklären. Da kamen auch ihm die Tränen.

Stundenlang gestanden sie einander die Wahrheit, bis sie beide zwar emotional erschöpft waren, aber wussten, wie ihre Prioritäten aussahen. Sie versprachen sich, regelmäßig über ihre Gefühle zu reden, ganz gleich, was sonst in ihrem Leben geschah, denn sie liebten sich und wussten den Wert ihrer Partnerschaft zu schätzen. Sie verstanden beide, dass sie ihrer Beziehung um Haaresbreite einen schweren Schaden zugefügt hätten. In dieser Nacht schliefen sie wieder eng umschlungen.

Diese Geschichte ist ein klassisches Beispiel für falsches Gefühlsmanagement. Bobbie hätte viel Schmerz und Trauer vermeiden können, wenn sie nur auf ihre Wut und Niedergeschlagenheit geachtet hätte. Doch sie entschied sich, ihre Gefühle nicht zu äußern, und die Situation spitzte sich zu. Negative Emotionen sind deutliche Signale, die anzeigen, dass Sie dringend mit Ihrem Partner kommunizieren sollten, und zwar nicht nur um den Anlass dieser negativen Gefühle aus der Welt zu schaffen, sondern auch um sich von ihnen zu befreien. Wenn die Kommunikation erfolgreich war und das Problem gelöst ist, kommen Sie einander wieder näher.

Vermeiden Sie Ratespiele und Schweigen

Ein liebesintelligenter Mensch ist gelassen, offen und drückt seine Gefühle aus. Er erzählt seinem Partner, was er empfindet, um ihm näher zu kommen. Auch dieser hat keine Hemmungen, seine Emotionen zu äußern. Einander seine Gefühle mitzuteilen, ist nicht immer angenehm, denn manchmal sind diese sehr negativ. Sie können wehtun wie der Stich einer Wespe, doch zumindest wissen Sie dann, was Ihr Partner fühlt und denkt.

Das bedeutet nicht, dass Sie Ihre Emotionen wie einen Rammbock einsetzen dürfen, um es Ihrem Partner heimzuzahlen. Stattdessen sollten sie Ihnen als Kompass dienen, der Sie zu den Themen führt, an denen Sie gemeinsam arbeiten müssen. Sich emotional zurückzuziehen und seine Gefühle für sich zu behalten schafft nur Abstand und Kälte zwischen Ihnen.

Distanz und Heimlichkeiten bedeuten, dass Ihr Partner Ihre Gefühle erraten muss. Solche Ratespielchen und falsche Annahmen führen jedoch nur zu Fehlschlüssen und schweren Missverständnissen. Liebesintelligenz bedeutet, stets alle Kommunikationskanäle offen zu halten, so schmerzhaft es auch manchmal sein mag. Mit Ehrlichkeit, selbst wenn sie wehtut, kann man eindeutig besser leben als damit, dass man sich gegenseitig anschweigt, denn das ist der Todesstoß für jede Beziehung.

Vorsicht vor Emotionen, die ewig andauern

Ihre Liebesintelligenz weiß, dass negative Emotionen wie Wut, Nervosität und Trauer durchaus auch hilfreich sein können. Wenn sie allerdings in ihrer Dauer und ihrer Intensität übermächtig werden, haben sie schädliche Auswirkungen. So ist es zum Beispiel nur natürlich, wenn das Versagen in einer Prüfung, das negative Ergebnis eines Ihnen sehr wichtigen Vorstellungsgesprächs oder der ablehnende Bescheid Ihrer Wunschuniversität in Ihnen Trauer und Niedergeschlagenheit auslöst. Hält die Trauer über diesen Verlust oder das Scheitern jedoch monatelang an, ohne dass ein Ende in Sicht ist, stecken Sie in einer emotionalen Tretmühle fest, die Sie nicht weiterbringen wird. Ihre Gefühle rauben Ihnen Energie, schränken Sie in Ihren Aktivitäten ein und ersticken jeglichen Antrieb, etwas Neues zu versuchen. Dasselbe gilt für chronische Wut, gewohnheitsmäßige Eifersucht oder „Tobsucht", das heißt, dass Sie abhängig davon werden, Ihrer Wut in extremer Weise Luft zu machen, weil Sie sich dadurch mächtig und wichtig fühlen.

Viele Paare teilen einander ihre Gefühle nicht mit, da sie befürchten, Angst auszulösen, wenn sie einfach „Ich bin wütend", „Es ist mir peinlich" oder sogar „Ich liebe dich" sagen. Lassen Sie so etwas in Ihrer Beziehung nicht zu. Gestatten Sie nicht, dass sich Kränkungen, Verletzungen und Missverständnisse aufstauen, sondern sprechen Sie diese an, sobald sie auftreten. Paare mit hohem Liebes-IQ wissen, dass es verbindend und nicht trennend wirkt, wenn zwei Menschen Konflikte gemeinsam angehen und befriedigende Lösungen finden. Wer Beziehungsprobleme ignoriert und gute Miene zum bösen Spiel macht, obwohl er unglücklich ist, errichtet eine dicke Mauer aus Ablehnung und Distanz zwischen sich und seinem Partner. Wird diese Mauer im Laufe der Zeit undurchdringlich, ist das Ende der Beziehung vorprogrammiert.

Vorsicht vor Gedankenlesern

Liebesintelligenz bedeutet zu verstehen, dass weder Sie noch Ihr Partner Gedanken lesen können. Wenn Sie zum Beispiel von ihm enttäuscht oder wütend auf ihn sind, weil er Sie scheinbar ignoriert oder Sie Ihrer Wahrnehmung nach nicht ausreichend unterstützt, tragen Sie möglicherweise zu dem Problem bei, indem Sie nicht äußern, wie Sie sich dabei fühlen. Vielleicht erwarten Sie ja von ihm, dass er Ihre Gefühle erahnen und sensibel für Ihre Bedürfnisse sein soll, ohne dass Sie es ihm eigens zu sagen brauchen.

Leider ist es unrealistisch, von Ihrem Partner zu verlangen, dass er Ihre Gefühle und Gedanken liest. So nah Sie beide sich auch stehen mögen, kann er nicht jederzeit empfänglich dafür sein, was gerade in Ihnen vorgeht – schließlich ist das umgekehrt genauso. Wir alle sind manchmal unsensibel, und deshalb müssen Sie bereit sein, Ihrem Partner Ihre Emotionen mitzuteilen. Aufmerksamkeit rührt daher, dass man seine Gedanken und Gefühle äußert, und nicht aus der Erwartung, dass Ihr Partner auf wundersame Weise Ihre Bedürfnisse und Emotionen erspürt.

Sie brauchen nur daran zu denken, wie frustrierend es für Eltern sein kann, nicht zu verstehen, warum ihr Baby schreit. Weint es, weil es Hunger hat? Weil die Windel voll ist? Oder hat es gar Blähungen? Wenn Sie Ihrem Partner nicht mitteilen, was im Busch ist, versetzen Sie ihn in dieselbe Lage wie eine Mutter oder einen Vater, die die Nöte ihres Babys erahnen sollen. Doch anders als ein Säugling können Sie sprechen. Sie müssen die Dinge beim Namen nennen und Ihrem Partner sagen, was Sie sich wünschen, angefangen vom Härtegrad Ihres Frühstückseis bis hin zu Zärtlichkeiten.

Liebesintelligenz bedeutet auch die Einsicht, dass absolute Offenheit in Bezug auf Ihre Bedürfnisse, Gefühle und Sehnsüchte ständiger Übung bedarf. Im Rahmen einer Beziehung eine ehrliche Kommunikation einzuüben und seine Bedürfnisse zu äußern heißt, dass man einander besser kennen lernt und sich dabei auch näher kommt.

Emotionsverwaltung

Ein liebesintelligenter Mensch ist nicht nur in der Lage, seine inneren emotionalen Signale deutlich zu verstehen, sondern er kann auch zwischen seinen Gefühlen und der Art und Weise, wie er sie in seinem Verhalten äußert, unterscheiden. Er weiß, dass das Empfinden starker Emotionen nicht damit gleichzusetzen ist, dass man sie auf destruktive und verletzende Weise nach außen trägt. Wie ihm klar ist, wollen diese Empfindungen ihm sagen, dass etwas für ihn Belastendes geschehen ist, das angegangen werden muss. Die Fähigkeit, sich angesichts intensiver Emotionen zu beherrschen, zeichnet den liebesintelligenten Menschen aus, der zudem eine hervorragende Impulskontrolle an den Tag legt.

Wer liebesintelligent ist, weiß, wie er seine Emotionen einsetzt, um seine Partnerschaft positiv und nicht negativ zu beeinflussen. Neben den positiven Gefühlen wie Liebe, Freude, Vergnügen, Lust, Wärme und Zärtlichkeit, die eine Beziehung stärken und das Leben lebenswert machen, gibt es auch problematische Emotionen, die beiden Partnern das Vorhandensein von Bedürfnissen, Wünschen und strittigen Punkten vor Augen führen. Dabei geht es darum, wie man über seine Gefühle reflektiert. Ihre Gedanken steuern unter anderem, was Sie empfinden und wie lange diese Empfindung andauert. Vielleicht verstehen Sie diese Selbstgespräche, also Ihren inneren Monolog über Ihre Emotionen, nicht immer, doch er findet stetig statt und beeinflusst Ihre Stimmung.

ÜBUNG: DIE AUSWIRKUNG VON GEDANKEN AUF IHRE GEFÜHLE

Diese Übung wird Ihnen zeigen, was Ihre Gedanken Ihnen sagen wollen und wie Sie emotional darauf reagieren sollten.

1. Setzen Sie sich bequem hin und schließen Sie die Augen. Sorgen Sie dafür, dass Sie in Ihrer Entspannung weder unterbrochen noch abgelenkt werden.
2. In den nächsten fünf Minuten hören Sie der Stimme zu, die Sie beim Denken benutzen – Ihrer „Denkstimme" oder Ihrem Selbstgespräch. Welcher Stimme?, mögen Sie sich jetzt fragen. Aber versuchen Sie es weiter und bemühen Sie sich, Ihre innersten Gedanken zu hören.
3. Nun halten Sie sich die folgenden Szenarien vor Augen und achten auf die Gedanken und Emotionen, die sie auslösen:
   Szenario 1: Stellen Sie sich vor, Sie führen ein angeregtes Telefonat mit Ihrem Partner, der ein sehr geduldiger und aufmerksamer Zuhörer ist. Plötzlich bricht er das Gespräch ab und meint: „Entschuldige, aber ich muss jetzt Schluss machen." Mit diesen Worten legt er auf. Wie reagieren Sie auf dieses abrupte Ende? Was sagen Sie sich? Stellen Sie fest, dass Ihr Selbstgespräch Ihre Gefühle beeinflusst? Was empfinden Sie?
   Szenario 2: Sie kommen nach einem langen Arbeitstag nach Hause. Ihr Partner begrüßt Sie mit einem Lächeln und fragt Sie, wie es heute war. Nachdem Sie alles berichtet haben, stellen Sie die Gegenfrage. Ihr Partner antwortet nur „Gut", macht auf dem Absatz kehrt und verlässt das Zimmer. Wie reagieren Sie? Was sagen Sie sich? Welche Gefühle lösen Ihre Gedanken in Ihnen aus?
   Szenario 3: Es ist Samstagabend, und Sie planen, mit Ihrem Partner zum Abendessen und anschließend ins Kino zu gehen. Sie hatten das im Voraus so verabredet. Doch dann verkündet Ihr Partner aus heiterem Himmel, er habe jetzt keine Lust mehr und wolle lieber zu Hause bleiben. Wenn Sie wollten,

könnten Sie ja alleine gehen. Wie reagieren Sie auf diesen plötzlichen Stimmungswandel? Was denken Sie? Was fühlen Sie?

Beschreiben Sie die verschiedenen Emotionen und Gefühle, die Sie in diesem Augenblick verspüren. Sind sie gemischt? Intensiv? Eher schwach? Was würden Sie, basierend auf Ihren Gedanken und Gefühlen, am liebsten sagen?

Diese drei Szenarien stellen zwiespältige Situationen dar, die man vielfältig deuten kann. Ihre Gefühle und deren emotionale Intensität hängen von Ihrer jeweiligen Interpretation ab. Wenn Sie die oben geschilderten Situationen personalisieren, werden Sie gekränkt, wütend und verletzt sein und das Verhalten Ihres Partners kritisieren. Sie haben dann das Gefühl, dass Ihr Partner Sie im Stich gelassen hat, weil er Ihre Erwartungen an sein Verhalten Ihnen gegenüber nicht erfüllt.

Fühlen Sie sich hingegen niedergeschlagen und haben Sie ein schlechtes Gewissen, suchen Sie den Fehler vermutlich bei sich und glauben, das Verhalten Ihres Partners selbst provoziert zu haben. In diesem Fall nehmen Sie die Gesamtschuld am Verhalten Ihres Partners auf sich, während Sie im oben genannten Fall Ihrem Partner die Schuld geben würden. Vergessen Sie nicht, dass Ihre Gedanken bestimmen, was Sie fühlen, und dass Ihre Emotionen Ihre Reaktionen und Ihr Verhalten kontrollieren.

Sie allein sind für Ihre Emotionen verantwortlich

Als liebesintelligenter Mensch sind Sie und nur Sie allein für Ihre Emotionen und Gefühle verantwortlich. Vergewissern Sie sich, dass sich dieses Verantwortungsgefühl in Ihren Äußerungen gegenüber Ihrem Partner widerspiegelt. Anstatt „Du machst mich wütend“ sollten Sie besser „Ich werde jetzt wütend“ sagen. Anstatt „Du tust mir weh“ sagen Sie lieber „Es hat mir wehgetan, als du dich so verhalten hast“. Auf diese Weise teilen

Sie sich selbst und Ihrem Partner mit, dass Sie der Herr Ihrer Emotionen und Gefühle sind.

Bemerkungen wie diese lösen bei Ihrem Partner nicht die negative Reaktion aus, die gewiss erfolgen würde, wenn er den Eindruck hätte, dass Sie die Schuld für Ihre Gefühle bei ihm suchen. Dass Sie die Verantwortung für Ihre Gedanken, Handlungen und Gefühle übernehmen, ist ein Hinweis darauf, wie sehr sich Ihre Liebesintelligenz erhöht und entwickelt.

Emotionen und Gesundheit

Der liebesintelligente Mensch legt Wert auf sein körperliches Wohlbefinden. Seine Emotionen angemessen auszudrücken bedeutet, dass man die physischen Spannungen abbaut, die starke Gefühle im Körper auslösen. Wenn Sie Ihre Gefühle ignorieren, abblocken oder leugnen, setzen Sie sich ständig unter Stress und Anspannung. Unterdrückte Empfindungen können Falten in Ihre Stirn eingraben, Ihre Nerven einklemmen, Ihren Nacken erstarren lassen, Ihnen buchstäblich die Eingeweide verknoten, Schmerzen in der Brust auslösen und so weiter und so fort. Masseure und Krankengymnasten können deshalb einen so hohen Zulauf verbuchen, weil viele Menschen ihre Emotionen mit ihrem Körper absorbieren und sie nicht hinein- und hinausfließen lassen. Deshalb fühlen sich die Partner in einer gesunden Beziehung auch körperlich wohler als in einer angeschlagenen.

Neigen Sie zu Eifersucht?

Stellen Sie sich vor, Sie schlendern mit Ihrem Partner durchs Einkaufszentrum. Im Schaufenster Ihres Lieblingsladens entdecken Sie ein fantastisches Kleid und fragen ihn, ob es ihn störe zu warten, während Sie hineingehen und es anprobieren. Er erwidert, er werde sich auf eine Bank setzen und den Leuten zuschauen, bis Sie zurück sind. Sie kaufen das Kleid, und als Sie aus dem Laden kommen, sehen Sie Ihren Liebsten Arm in Arm mit einer Fremden. An der Art, wie die beiden sich umarmen und küssen, erkennen Sie auf Anhieb, dass sie sich einmal nah gestanden haben. Sie stellen fest, dass beide aufgeregt und erfreut über dieses Wiedersehen sind. Hochrot vor Entsetzen und zitternd verharren Sie auf der Stelle, bis Ihr Liebster Sie bemerkt und auf Abstand zu der fremden Frau geht.

Bevor Sie nun jedoch emotional in die Luft gehen oder falsche Schlussfolgerungen ziehen, können Sie auch dreimal tief Luft holen, zu den beiden hinüberspazieren und sich ganz ruhig bemerkbar machen. Überlassen Sie es Ihrem Partner, die Situation zu erklären. Nehmen Sie sich etwas Zeit, seine Worte und Ihre Emotionen zu verarbeiten. Holen Sie noch ein paar Male tief Luft. In den meisten Fällen werden sich Ihre Befürchtungen als unbegründet erweisen, und die Frau wird sich als eine Person aus der fernen Vergangenheit entpuppen: als seine Freundin aus der Schulzeit oder die kleine Schwester seines besten Freundes, also jemand, der ihm zwar etwas bedeutet, der aber ganz offensichtlich keine Bedrohung für Ihre Beziehung darstellt. In diesem Moment stehen Ihnen verschiedene Möglichkeiten offen. Sie können Ihrer Fantasie freien Lauf lassen und sich in die Überzeugung verbeißen, dass Ihr Partner eine heimliche Affäre hat. Sie können in Panik geraten und die Flucht ergreifen. Sie können einen Wutanfall bekommen. Oder Sie können versuchen, sich zu beruhigen. Selbstverständlich wirkt diese Szene aufwühlend auf Sie. Den eigenen Partner in einer eindeutig als romantisch zu deutenden Umarmung mit einem anderen Menschen zu beobachten, wird wohl in den meisten Menschen Eifersucht auslösen.

Eifersucht gehört zu den giftigsten Emotionen überhaupt, da es sich hierbei um eine Kombination verschiedener Gefühle handelt. Hauptsächlich handelt es sich um Wut, verbunden mit einer Mischung anderer Gefühle, zu denen möglicherweise

Anspannung, Angst, Kränkung, Hilflosigkeit, Unsicherheit, Besitzanspruch, Rivalität, Rachsucht, Selbstvorwürfe und die Furcht, verlassen zu werden, gehören. Da Beziehungen aus starken Gefühlen und nicht auf sachlichen Vereinbarungen zwischen zwei Menschen bestehen, nimmt man es leicht als Bedrohung wahr, wenn der Partner vertrauten Umgang mit anderen pflegt, denn das kann ziemlich beängstigend wirken.

Insbesondere emotional unreife Menschen mit mangelnder Selbstsicherheit fürchten leicht um ihren Status als Nummer eins im Leben ihres Liebsten. Allerdings hat Eifersucht eine stark besitzergreifende Komponente, welche die persönliche Entwicklung, die Unabhängigkeit und die Freiheit gefährdet, welche Ihr Partner braucht, um sich selbst zu verwirklichen. Wenn Sie nicht selbst beständig weiterwachsen, könnten Sie sich vom Wachstum Ihres Liebsten bedroht fühlen. Deshalb reagieren Sie vielleicht mit Eifersucht, schränken ihn in seinen Beziehungen und Erfahrungen mit anderen ein, überwachen seine Aktivitäten und werfen ihm Untreue und Verrat vor.

Falls sich Ihr Partner von einem anderen Menschen angezogen fühlt, kann sich die Eifersucht plötzlich und mit extremer Macht Bahn brechen. Doch wenn er treu zu Ihrer Beziehung steht, wird sich nichts weiter daraus entwickeln. Andere Menschen attraktiv zu finden ist nichts Außergewöhnliches und gehört zum erotischen Spiel des Lebens dazu. Allerdings bedeutet es nicht, dass Ihr Partner dieses Gefühl auch ausleben wird. Neigen Sie jedoch zur Eifersucht, ziehen Sie möglicherweise übereilte und extreme Schlussfolgerungen und malen sich aus, was Ihr Partner gerade tut oder in Zukunft tun könnte. Deshalb sind Ihre Empfindungen gegenüber Ihrem Partner und nicht Ihr Partner selbst hier das Thema.

Für jemanden, der sehr eifersüchtig ist, steht die Situation bereits von vorneherein fest. Man ist sicher, dass man dem Partner weniger bedeutet als früher, und überzeugt, ihn zu verlieren, wenn man seinen "außerehelichen" Aktivitäten kein

Ende setzt. Aufgrund der eigenen Ängste und Unsicherheiten ist dieser Verlust das einzige Zukunftsszenario, das man sich vorstellen kann. Ob es in Wirklichkeit überhaupt einen Anlass für diese Befürchtungen gibt, ist der Eifersucht erst einmal egal.

Eifersucht bedeutet, dass man versucht, die Beziehungen des Partners zu seinen Mitmenschen zu manipulieren. Wenn Sie Ihrem Liebsten mitteilen, wie eifersüchtig Sie seine Freundschaft mit einer anderen Person macht, bekommt er vielleicht ein derart schlechtes Gewissen, dass er den Kontakt abbricht, damit Sie sich wieder sicherer fühlen und Ihre Eifersucht nachlässt. Das Problem dabei ist nur, dass Eifersucht eine sich stets wiederholende Reaktion auf sämtliche Freundschaften werden kann, die Ihr Partner knüpft. Irgendwann wird er sich von Ihren Forderungen dann so erstickt fühlen, dass genau das geschehen wird, wovor Sie sich am meisten fürchten: Er wird Sie verlassen. In anderen Worten führt Eifersucht genau das herbei, was sie im Grunde verhindern will.

Eifersucht kann allumfassend sein

Die Eifersucht auf Ihren Partner muss nicht bei seinen Beziehungen zu anderen Menschen Halt machen, sondern kann sich auch auf weitere Felder wie berufliche Beförderungen, Auszeichnungen im Studium, Reisen, Freizeitaktivitäten und das Nutzen kultureller Angebote erstrecken. Die Liste ist so endlos wie die Eifersucht an sich.

Eifersucht hat immer etwas mit einem Mangel an oder dem Verlust des Selbst zu tun. Sie bilden sich ein, dass ein anderer Mensch anziehender sein könnte als Sie und etwas hat, das Sie nicht haben. Warum bin ich für ihn nicht so attraktiv wie diese Frau?, mögen Sie sich vielleicht fragen. Oder: Was hat er, das mir fehlt? Eifersucht ist einerseits Angst vor einem zukünftigen Verlust und sagt andererseits: Schau mich an. Hallo, ich bin auch noch da. Laut Freud hängt normale Eifersucht mit Trauer zusammen – mit der Furcht, den Menschen, den man liebt, zu verlieren, sowie der Vorstellung von der Verletzung, die dieser Verlust Ihrem Ego zufügen wird. Zur Eifersucht gehören jedoch auch Selbstkritik und die Haltung, dass man nicht so gut, so reich, so anziehend ist wie ... Man kann auf einen anderen Erwachsenen, auf Kinder, auf einen Beruf und sogar auf ein Haustier eifersüchtig reagieren.

Wenn aus Eifersucht Paranoia wird

Wer krankhaft eifersüchtig ist, beschäftigt sich ausschließlich damit, was der Partner gerade tut oder wo er sich aufhält. Man wird übertrieben wachsam und sucht nach dem kleinsten Hinweis dafür, dass der Partner das Interesse an einem verloren hat und sich nach anderweitigen Zerstreuungen umsieht. Das Schwerste an der Eifersucht ist, dass sie einen zwingt, sich mit sich selbst auseinander zu setzen. Wenn es in Ihrer Beziehung kriselt, ist es wichtig, dass Sie sich mit den Ursprüngen Ihrer Eifersucht befassen. Für gewöhnlich basiert sie darauf, dass Sie sich in der Vergangenheit verlassen gefühlt haben, eine Empfindung, die in der Gegenwart erneut ausgelöst wird. Wenn Ihr Partner dann Zeit mit anderen Menschen verbringt, kann es sein, dass Sie sich zurückgewiesen und abgeschoben fühlen.

Die Wahrheit, der Sie sich stellen müssen, ist hart: Ja, in manchen Momenten ist Ihr Partner tatsächlich lieber mit einem anderen Menschen zusammen als mit Ihnen. Das bedeutet allerdings nicht, dass er Sie verlassen will, sondern nur, dass Sie, ganz gleich, wie nah Sie beide einander auch stehen, nicht all seine Bedürfnisse nach Anregung und Abwechslung erfüllen können. Das ist eine Tatsache des Lebens, die Sie erkennen, verstehen und akzeptieren müssen.

Manche Menschen verbergen ihre Eifersucht, indem sie so tun, als wäre alles in bester Ordnung, damit ihr Partner nicht bemerkt, wie eifersüchtig sie in Wirklichkeit sind. In derartigen

Situationen handelt die eifersüchtige Person möglicherweise selbstzerstörerisch und bedroht tatsächlich die Beziehung, indem sie eine Affäre beginnt (das "Dem-werd-ich's-zeigen"-Syndrom) oder willkürlich Streitigkeiten vom Zaun bricht, um ihre Eifersucht zu tarnen.

Liebesintelligenz heißt zu verstehen, dass sich Eifersucht nicht nur im Kopf, sondern auch in den Emotionen abspielt. Je sicherer Sie sind und je mehr Selbstbewusstsein Sie haben, desto weniger eifersüchtig sind Sie. Manche Menschen empfinden überhaupt keine Eifersucht, doch für die meisten von uns ist es eine Frage der Abstufung. Die Stärke und Intensität der Eifersucht können von Paar zu Paar stark variieren.

Eifersucht und Liebe

Eifersucht hat nichts mit Liebe zu tun, sondern ist eher eine emotionale Messlatte für Ihr Selbstbewusstsein. Seien Sie auf der Hut, wenn Ihr Partner sagt: "Ja, ich bin eifersüchtig, weil ich dich so sehr liebe." Diese Liebeserklärung soll Ihnen schmeicheln und weismachen, dass er Sie aus lauter Liebe in Ihren Aktivitäten einschränkt und kontrolliert. Liebe mit Eifersucht gleichzusetzen bedeutet, dass man aus Liebe und wegen des Partners alle anderen wichtigen Bereiche seines Lebens aufgeben muss. Allerdings heißt Liebe nicht, seine Träume über Bord zu werfen und seinen Geist zu ersticken. Eifersucht kann einem im Extremfall die Lebensfreude rauben und so erdrückend sein, dass man verlernt, einfach nur man selbst zu sein.

Liebesintelligenz bedeutet das Wissen, dass Sie eine enge Beziehung zu Ihrem Partner haben, dass Sie einander lieben und sich viel bedeuten und dass Sie meistens gern zusammen sind – allerdings nicht immer. Ein liebesintelligenter Mensch spürt das intuitiv und fühlt sich nicht davon bedroht. Stattdessen weiß er, dass die Freiheit des Partners, auch mal er selbst und unabhängig zu sein sowie allein aktiv zu werden, die Beziehung nur stärken kann.

Wenn Sie die Unabhängigkeit Ihres Partners akzeptieren und ihn in seinen Aktivitäten unterstützen, wird er Sie nur umso mehr lieben, weil er sich erfüllter fühlt. Ihr gemeinsames Leben wird an Bedeutung gewinnen, wenn Sie die Entscheidungen Ihres Partners und das, was ihn in Begeisterung versetzt, unterstützen, anstatt es zu verhindern.

Kims liebesintelligente Entscheidung

Kim stand vor der Wahl, entweder bei ihrem Lebensgefährten zu bleiben und seine ständige Überwachung zu ertragen oder auszuziehen und vielleicht irgendwann einen anderen Partner zu finden. Jemanden, der zuließ, dass sie auch mal Zeit mit anderen Menschen verbrachte, und sie ermutigte, zu wachsen und sich weiterzuentwickeln. Sie hatte zwei Arbeitsstellen, die erste als Trainerin in einem Fitness-Studio, die zweite in einem Friseursalon, wo sie eine Ausbildung zur Friseurin machte. Ihr Traum war, diese beiden Bereiche miteinander zu verbinden und eines Tages einen eigenen Wellness-Salon zu eröffnen.

Kim war ein kontaktfreudiger, fröhlicher und offener Mensch, der gerne ausging und sich amüsierte. Doch seit drei Jahren bremste Jerry sie in der Verwirklichung ihrer Träume, hielt sie abends zu Hause fest und isolierte sie von ihren Freunden. Fünfmal täglich rief er sie in der Arbeit an, er las ihre E-Mails und verweigerte, was sein Kontrollverhalten und seine Eifersucht anging, jegliche Einsicht. Wenn Kim versuchte, mit ihm über diese Probleme zu sprechen, lautete seine Antwort stets, dass eine „normale Frau“ keine anderen Menschen um sich brauche als den Mann, mit dem sie zusammenlebte.

Kim gab zu, dass sie „aus Sicherheitsgründen“ bei Jerry blieb. „Es war schön, jemanden zu haben, der abends zu Hause auf einen wartete, mit dem man die Kosten teilen konnte und der mit einem auf Partys ging, auch wenn er es nicht mochte, dass ich mit anderen Leuten sprach." Sie hatte bereits eine sehr frühe Ehe hinter sich und wollte jetzt, mit neunundzwanzig, ihren Horizont erweitern und auch andere Männer kennen lernen. Allerdings wagte sie es nicht, ihre „Sicherheit" aufzugeben und allein aktiv zu werden, selbst wenn das bedeutete, Jerrys Vorschriften und seine ständigen Kontrollen über sich ergehen zu lassen.

Schließlich, nach monatelangen Streitereien, sprang sie über ihren Schatten und nahm sich eine eigene Wohnung. Als sie Jerry davon erzählte, drohte er, sie nie wieder sehen zu wollen, wenn sie auszog. Irgendwann jedoch gab er nach, und allmählich freunden sich die beiden wieder miteinander an. Kim lebt inzwischen allein. Das Geld ist knapp, und sie fühlt sich finanziell nicht so abgesichert wie während ihrer Zeit mit Jerry. Aber sie hat Freude an ihrem Beruf. Zum ersten Mal im Leben trifft sie sich mit verschiedenen Männern, ohne sich allerdings voreilig auf einen von ihnen festzulegen.

Wie gehen Sie in Ihrer Beziehung mit Eifersucht um?

Falls die Eifersucht in Ihrer Beziehung zwar nicht sehr stark ausgeprägt, aber trotzdem ein Problem ist, sollten Sie daran arbeiten. Hier einige Lösungsvorschläge:

- Wenn Sie derjenige sind, der Eifersucht auslöst, müssen Sie Ihrem Partner versichern, dass Sie ihn lieben und seine Gesellschaft und sein Denken schätzen. Zeigen Sie ihm mehr Zuneigung. Hinterlassen Sie ihm Zettel, auf denen steht, wie sehr Sie ihn lieben. Überraschen Sie ihn mit Geschenken. Das Wichtige ist, dass Ihr Partner weiß, wie sehr Sie ihn lieben und wie viel er Ihnen bedeutet.
- Wenn Sie der Eifersüchtige sind, sehnen Sie sich nach Bestätigung dafür, dass Sie geliebt werden und etwas Beson-

deres sind. Sie wissen, dass sich Ihre Eifersucht verschlimmert, wenn Sie sich ignoriert und vernachlässigt fühlen. Sie wollen immerzu hören, dass Sie geliebt werden, allerdings sollten Sie es auch zulassen, wenn Ihr Partner Ihnen seine Liebe zeigt.

- ♥ Die beste Herangehensweise an Eifersucht ist, sich ihr offen zu stellen und sie als etwas zu betrachten, das man bearbeiten und verändern muss. Sie und Ihr Partner können und sollten über die Verletzungen sprechen, die Sie beide durch Zurückweisung, Verlassenwerden und andere schmerzliche Ereignisse in Ihrer Lebensgeschichte davongetragen haben. Sich ehrlich und liebevoll mit der Eifersucht auseinander zu setzen ist nicht leicht, kann zwei Menschen aber wieder näher zusammenführen.

Die intensivste Form der Eifersucht entwickelt sich in der Regel dann, wenn Ihr Partner emotional und sozial extrem abhängig von Ihnen ist. Entwickelt und schätzt er hingegen seine Unabhängigkeit, ohne sich gefühlsmäßig und gesellschaftlich ganz und gar auf Sie zu verlassen, schwindet auch seine Eifersucht. Liebesintelligenz bedeutet, auf die Unabhängigkeit des Partners stolz zu sein und auch darauf, dass er seinen eigenen Freundeskreis, seine Interessen und Projekte pflegt. Auf eigenen Beinen zu stehen kann die Eifersucht beträchtlich senken und ihr den Biss nehmen.

Starke Eifersucht

Wenn ihr Partner immerzu und hochgradig eifersüchtig ist, also täglich Berichte über Ihre Aktivitäten einfordert und alle Problemlösungsversuche Ihrerseits verweigert, dann bleibt Ihnen nichts anderes übrig, als den Stier bei den Hörnern zu packen. Um wieder Herr Ihres eigenen Lebens zu werden, haben Sie keine andere Wahl, als die Beziehung zu beenden und

Ihrem eifersüchtigen Partner mitzuteilen, dass Sie Ihr Dasein nicht weiter in Angst fristen wollen. Sie müssen ihm klar machen, dass Sie in Zukunft nach Ihren eigenen Bedingungen leben werden, nicht mehr nach seinen. So können Sie zum Beispiel sagen: „Ja, ich verlasse dich wegen eines anderen – um meiner selbst willen." „

Auch wenn Ihnen diese Reaktion sehr drastisch erscheinen mag, dürfen Sie eines nicht vergessen: Indem Sie sich von den falschen Vorstellungen, die Ihr Partner von Ihnen hat, unter Druck setzen lassen, bestätigen Sie diese nur noch. Eine Trennung mag für Sie ein sehr harter und extremer Schritt sein, aber Sie sollten stets bedenken: Falls Sie ständig gezwungen sind, die falschen Verdächtigungen (Untreue, Fremdgehen) Ihres Partners gegen Sie zu widerlegen, tragen Sie lediglich dazu bei, diese zu zementieren. Ganz gleich, was Sie sagen oder tun, Ihr Partner wird Ihnen sowieso immer misstrauen, argwöhnisch sein und Ihnen kein Wort glauben. Aus diesem Teufelskreis gibt es schlichtweg kein Entkommen, denn alle Versuche, Ihrem Partner Ihre Treue beweisen zu wollen, werden vergeblich bleiben.

Übung: Wenn Eifersucht für Sie ein Problem ist

Wenn Sie häufig von Eifersucht auf Ihren Partner ergriffen werden und feststellen, dass es Ihrer Beziehung schadet, stellen Sie sich zunächst einmal die folgende Frage: Womit genau macht Ihr Partner Sie eifersüchtig? Hier noch einige Punkte, über die Sie am Anfang nachdenken sollten:

- Verbringt er zu wenig Zeit mit Ihnen?
- Trifft er sich zu häufig mit seinen Freunden?
- Sind Sie eifersüchtig, wenn Ihr Partner zur Arbeit geht?
- Sind Sie eifersüchtig, wenn Sie mit Ihrem Partner Partys oder andere gesellschaftliche Anlässe besuchen?

- Macht es Sie eifersüchtig, wenn Ihr Partner mit jemandem telefoniert, den Sie nicht kennen?
- Was empfinden Sie, wenn jemand mit Ihrem Partner flirten will?
- Was geht in Ihnen vor, wenn Ihr Partner sich mit seinen Eltern oder Geschwistern trifft, ohne dass Sie dabei sind?
- Nachdem Sie die oben angeführten Fragen beantwortet haben, denken Sie über die folgenden Punkte nach:
- Bestehen eindeutige Hinweise darauf, dass Ihr Partner Unzufriedenheit und Ablehnung Ihnen gegenüber entwickelt und deshalb lieber mit anderen Menschen zusammen ist?
- Glauben Sie Ihrem Partner, wenn er Ihren Verdacht zurückweist? Denken Sie bitte daran, dass Ihr Partner nicht zwangsläufig mit Ihnen unzufrieden sein muss, wenn er sich mit anderen trifft, obwohl Sie das aufgrund Ihrer Eifersucht so empfinden mögen.
- Zweifeln Sie daran, dass Ihr Partner Ihnen treu ist und zu Ihnen steht?
- Glauben Sie ihm, wenn er beteuert, dass er treu zu Ihnen und der Beziehung steht? Wenn nein, welche Beweise haben Sie dafür, dass er nicht die Wahrheit sagt?
- Glauben Sie Ihrem Partner, wenn er sagt, dass er Sie liebt und dass Sie ihm wichtig sind?
- Zweifeln Sie an seinen Handlungsmotiven?

Nachdem Sie die oben angeführten Fragen beantwortet haben, denken Sie über die folgenden Punkte nach:

- Interpretieren Sie das Verhalten Ihres Partners, indem Sie sich selbst die fehlenden Erklärungen geben und auf der Basis Ihrer Gefühle voreilige Schlüsse ziehen?
- Wenn Sie Ihrem Partner nicht vertrauen, obwohl er die Wahrheit sagt, gibt es in Ihrer Beziehung ein Problem, das dringend bearbeitet werden muss.

Bei Eifersucht ist vernünftiges Argumentieren häufig vergebliche Liebesmüh. Ganz gleich, was Ihr Partner auch sagt, Sie glauben ihm sowieso nicht. Dasselbe gilt, wenn Sie zum Opfer seiner Eifersucht werden, denn dann werden Sie feststellen, wie unmöglich es ist, zu beweisen, dass Sie treu sind und keine Affäre haben.

Wenn Eifersucht für Ihren Partner ein Problem ist

Ist Ihr Partner eifersüchtig, so ist das nicht nur seine Sache, sondern auch Ihre. Ein eifersüchtiger Partner kann Sie zur Geisel machen, Ihren Handlungsspielraum einschränken und Ihr Leben ersticken. Bevor Sie die Angelegenheit mit ihm besprechen oder sogar noch drastischere Schritte unternehmen, ziehen Sie Bilanz, inwieweit die Eifersucht Ihres Partners Sie in Ihrem Alltag einschränkt. Beantworten Sie die folgenden Fragen, um zu ermitteln, wie belastend oder störend das Problem ist:

- ♥ Wie oft am Tag kontrolliert Ihr Partner Sie per E-Mail, Telefon, Mobiltelefon oder indem er Ihre Sekretärin anruft?
- ♥ Wie äußert sich seine Eifersucht? Sagt er es direkt? Wird er wütend, wenn Sie mit anderen Menschen sprechen? Macht er abfällige Bemerkungen, wenn Sie mit jemandem telefonieren?
- ♥ Können Sie ungezwungen mit Kollegen, Freunden und Geschäftspartnern des anderen Geschlechts plaudern, oder halten Sie sich häufig zurück, um Ihren Partner nicht zu kränken?
- ♥ Besteht Ihr Partner darauf, immer zu wissen, wo Sie sind? Kontrolliert er Sie, oder versucht er, Sie einer Lüge zu überführen?
- ♥ Testet Ihr Partner, wie treu Sie ihm sind?
- ♥ War Eifersucht in Ihrer Beziehung schon immer ein Problem, oder tritt sie erst seit jüngster Zeit auf?

Je detaillierter und umfassender Sie antworten, desto rascher werden Sie herausfinden, wie tief das Problem liegt. Halten Sie in Ihrem Tagebuch fest, welche Gefühle die Eifersucht Ihres Partners in Ihnen auslöst. Macht sie Sie wütend? Würden Sie deshalb am liebsten auf Distanz gehen oder sich sogar von ihm trennen? Wenn Sie sich bewusst machen, wie sich Eifersucht anfühlt, und das auch verbal ausdrücken können, fällt es Ihnen leichter, mit Ihrem Partner über dieses Thema zu sprechen.

Wut: der emotionale Regenschirm

Wut ist ein Gefühl, das wir alle zu verschiedenen Gelegenheiten und in unterschiedlicher Stärke immer wieder empfinden. Sie kann eine unangenehme, kontroverse, starke, hilfreiche oder zerstörerische Emotion sein, ganz abhängig davon, wie Sie damit umgehen und wie Sie sie einsetzen. Häufig agiert Wut wie ein emotionaler Regenschirm, der andere Gefühle zudecken oder verbergen soll. So schließt sie häufig Kränkung, Verwirrung, Ablehnung, Eifersucht, Frustration, Enttäuschung, Scham oder die Empfindung ein, betrogen worden zu sein oder sich blamiert zu haben. Wut ist eine so starke Emotion, dass sie die Mauer der Zurückhaltung durchbricht, die Sie nach außen hin zur Schau tragen. Wenn Sie wirklich wütend sind und nicht wagen, es auch auszudrücken, zeigt sich diese Wut in Ihrer Körpersprache, die das Gefühl an Ihrer Statt äußert.

Wut annehmen

Wut anzunehmen heißt, sie zu erkennen, sobald sie auftritt, und sie zu akzeptieren. Erst wenn Sie aufhören, Ihre Emotionen einschließlich der Wut zu bewerten, zu leugnen oder kleinzureden, kommen Sie mit sich selbst ins Reine. Diese Selbstakzeptanz führt zu einem Zuwachs an Selbstachtung und Selbstbewusstsein, da Sie lernen, alles an sich anzunehmen. Sie akzeptieren die Eigenschaften, die Sie menschlich, angreifbar oder auch stark machen; Sie akzeptieren die Teile Ihres Selbst, die Sie in Ihren Möglichkeiten und Alternativen einschränken oder diese erweitern. Wenn Sie sich in stärkerem Maß annehmen, hören Sie automatisch auf, sich ständig rechtfertigen und schützen zu wollen.

Anstatt Ihr Selbstbild auf einem Fundament aus Unsicherheiten und Ängsten aufzubauen, errichten Sie es auf der Grundlage Ihrer Erfahrungen, was deutlich mehr mit dem Menschen zu tun hat, der Sie wirklich sind. Sich selbst kennen zu lernen, ist dabei äußerst hilfreich, da Sie aus Ihren tatsächlichen Erfahrungen die Stärken und Qualitäten beziehen können, die eine Beziehung vertiefen und sie erfüllt und glücklich machen.

Liebesintelligent zu sein heißt, sich selbst anzunehmen. Je besser Ihnen das gelingt, desto eher können Sie auch andere akzeptieren. Die Wut als Tatsache anzuerkennen ist deshalb extrem wichtig, weil es so schwer ist, Frieden damit zu schließen. Schließlich bedroht sie das Bild des gütigen und liebevollen Menschen, das Sie von sich selbst haben. Wenn Sie Ihre Wut jedoch nicht annehmen, beginnen Sie entweder, an Ihrer Fähigkeit zu zweifeln, Ärgernissen mit Geduld und Toleranz zu begegnen, oder Sie fügen anderen Schmerzen zu. Sich nicht von der Intensität der eigenen Wut bedroht zu fühlen ist ein sicheres Zeichen dafür, dass man reifer geworden ist. Das Paradoxe an der Wut ist, dass man sich selbst besser erkennt, je mehr man sie akzeptiert.

Wut erfordert Impulskontrolle

Wut erfordert Kontrolle, schließlich kann man sie nicht jederzeit nach Belieben ausdrücken, sondern muss dabei die Gefühle, Stimmungen und Aktivitäten des Partners in Betracht ziehen. Wer seiner Wut stets spontan Luft macht, weil er sich mit seinen augenblicklichen Emotionen unwohl fühlt, drückt seinen Partner an die Wand, bis eine sinnvolle Kommunikation nicht mehr möglich ist. Liebesintelligenz bedeutet, dass man seine Wut akzeptiert und sich mit ihr auseinander setzt, sobald man sie empfindet. Jegliche Form emotionalen Schmerzes, der aus der (fernen und jüngsten) Vergangenheit herrührt, äußert sich in Wut.

Wut dient zweierlei Zwecken: Sie will Sie vor weiterem Schmerz schützen und aktuelles emotionales Leid aus dem Körper ableiten. Wenn Sie Ihre Wut unterdrücken, steigert sie sich so lange, bis Sie aus dem geringsten Anlass heraus explodieren. Wird Wut über einen längeren Zeitraum hinweg aufgestaut, verliert sie den Zusammenhang zu ihrem Ursprung. Sie generalisiert sich, bis man eigentlich ständig nur noch wütend ist. Schließlich gewinnt die Wut eine Eigendynamik, und man stellt fest, dass man noch zorniger wird, weil man so eine Wut im Leib hat.

Übung: Lernen Sie, Ihre Wut zu kontrollieren

- ♥ Wenn Sie das nächste Mal wütend auf Ihren Partner sind, denken Sie nach, bevor Sie handeln. Falls Sie sich provoziert fühlen, holen Sie ein paar Mal tief Luft und geben Sie sich bewusst Mühe, sich zu beherrschen.
- ♥ Indem Sie Ihre ersten Wutimpulse kontrollieren, wird der Zeitraum zwischen dem Auflodern der Wut und Ihrem Bedürfnis zurückzuschlagen größer. Während Sie tief Luft holen, lässt Ihre Wut nach, und es fällt Ihnen leichter, sich zu beherrschen.
- ♥ Wenn möglich, nehmen Sie sich eine Auszeit. Verlassen Sie den Raum. Tun Sie etwas, um Ihr Stressniveau zu senken. Hören Sie Musik, oder treiben Sie Sport. Warten Sie auf jeden Fall eine Weile ab.
- ♥ Beginnen Sie das Gespräch nur dann und fangen Sie erst an, das Problem zu lösen, das Sie wütend gemacht hat, wenn Ihr

Partner dazu bereit und aufnahmefähig ist – keinen Moment früher. Gehen Sie auf diese Weise vor, wenn Ihr Partner Sie das nächste Mal provoziert.

- Vergessen Sie nicht, dass Sie die Situation nur verschlimmern, wenn Sie Ihrem Ärger ohne Rücksicht auf die Empfindlichkeiten Ihres Partners Luft machen.

Emotionale Intelligenz bedeutet, ein Gleichgewicht zwischen dem Ausdruck der Gefühle und deren Beherrschung zu schaffen. Indem Sie Ihre Wut zügeln, können Sie die Botschaft lesen, die sie Ihnen vermitteln will. Während Sie diese dann deuten, verliert die Wut ihre Schärfe. Diese Abschwächung gestattet es Ihnen, zu erkennen, woraus Ihre Wut besteht und was sie verdecken will. Bedeutet Ihre Wut, dass Sie sich von Ihrem Partner im Stich gelassen, gekränkt oder enttäuscht fühlen? Sind Sie frustriert? Wenn ja, müssen Sie sich zuerst mit sich selbst und den Gründen für Ihre Wut auseinander setzen. Ist der richtige Zeitpunkt dann gekommen und Sie sind beide bereit, das Thema zu besprechen, werden Sie feststellen, dass Ihre Worte wirksamer sind. So vertieft sich die Kommunikation mit Ihrem Partner und gewinnt an Bereicherung, anstatt streitsüchtig, feindselig und aggressiv vonstatten zu gehen.

Schalten Sie dagegen Ihr emotionales Ventil einfach ab, wird sich die Wut in Ihnen aufstauen. Sie wird sich steigern und beeinflussen, wie Sie Ihren Partner sehen und über ihn denken. Jeder Einfall und jedes Gefühl wird übertrieben, verzerrt und extrem wahrgenommen. Irgendwann „erkennen" Sie dann die schlimmsten Charakterfehler an Ihrem Partner und fragen sich, was Sie überhaupt je an ihm gefunden haben. Je mehr Sie Ihren emotionalen Hahn zudrehen und Ihre Wut für sich behalten, desto schwieriger wird eine bedeutsame Kommunikation, und Sie erzeugen ein Klima des Abstands und der Kälte in Ihrer Beziehung. Wenn dieser emotionale Rückzug bei Ihnen zur

Standardreaktion auf Wut wird, führt das letztendlich zum sicheren Ende Ihrer Partnerschaft.

Vergessen Sie nicht, dass Sie Wut, Eifersucht und Schmerz in Kraft und Energie umwandeln können, wenn Sie sich liebesintelligent mit Ihren starken Emotionen auseinander setzen und Ihre Impulse kontrollieren.

Kapitel 6

Emotionale Kompatibilität

Mir gefallen Männer, die Individuen sind und nicht in jeder Lebenslage das tun, was angemessen ist und von ihnen erwartet wird. Solche Männer schleppen nämlich eine Menge Ballast mit sich herum.

Jean aus Portland

Wer die Schlagwörter „Kompatibilität in Beziehungen“ in eine Internet-Suchmaschine eingibt, stößt auf mindestens fünfzehn Seiten voller Homepages, die bei der Suche nach dem optimalen Partner helfen wollen. Die meisten dieser Websites sind astrologisch ausgerichtet (finden Sie heraus, ob die Sterne Sie füreinander bestimmt haben). Andere vergleichen Biorhythmen, veranstalten Kompatibilitätstests oder versuchen sich an numerologischen Deutungen, Tarot oder Wahrsagerei. Gemeinsam haben alle diese Ansätze das Versprechen, garantiert für Sie herauszufinden, ob Sie als Paar gut zusammenpassen oder ob Ihre Beziehung unter einem schlechten Stern steht.

Kompatibilität in der Liebe ist eine verhältnismäßig neue Erfindung und ein Kind des 20. Jahrhunderts. Erst in der Moderne setzte sich die Vorstellung durch, dass eine Ehe oder eine feste Beziehung der Befriedigung emotionaler Bedürfnisse dienen kann. Vor dieser Zeit interessierte es niemanden, ob zwei Menschen in einer Paarbindung auch zusammenpassten, denn diese basierte auf gesellschaftlich geprägten Rollenerwartungen, nicht auf Romantik. Manche Eheleute stellten nach der Hochzeit fest, dass sie emotional harmonierten, und verliebten sich ineinander. Andere Paare hatten hingegen weniger Glück. Allerdings spielte auch das keine Rolle, weil emotionale Kompatibilität gar nicht zur Debatte stand. Der Zweck einer Beziehung lag allein darin, sich fortzupflanzen, Überleben und Wohlstand zu sichern und auf diese Weise den für die Zukunft benötigten Zuwachs an materiellen Gütern zu schaffen. Liebe und Romantik wurden ins Reich der außerehelichen Verhältnisse verbannt. Kompatibilität kam nur im Zusammenhang mit der ethnischen und religiösen Herkunft des Paares zum Tragen, und die Erfüllung der klar definierten traditionellen Geschlechterrollen von Mann und Frau interessierten weit mehr als die Frage, ob zwei Menschen auch emotional zusammenpassten.

Heutzutage ist Kompatibilität ein wichtiges Kriterium für die Qualität einer Beziehung und hängt vor allem von persönlichen Eigenschaften wie zum Beispiel den Vorlieben und Abneigungen des Paares, Gewohnheiten, gemeinsamen Erfahrungen, Werten und einer ähnlichen Lebenseinstellung ab. Heutzutage genießt die Paarbeziehung weder die Unterstützung der Großfamilie noch bietet diese emotionalen und finanziellen Halt oder Hilfe bei der Kinderbetreuung. In einem noch nie da gewesenen Ausmaß müssen moderne Paare die emotionale Last ihrer Beziehung selbst schultern und geraten ohne den Beistand der Großfamilie oder eines eng geknüpften sozialen Netzwerks dadurch zuweilen unter einen enormen Druck.

Was zieht uns zueinander hin?

Es ist nur natürlich, dass man sich eher zu einem Menschen hingezogen fühlt, der einem ähnlich ist, und dass dieser einen umgekehrt ebenfalls attraktiver findet als ein völlig wesensfremdes Gegenüber. Ganz oben auf der Liste der bevorzugten Eigenschaften stehen gute körperliche, geistige und emotionale

Gesundheit, eine einigermaßen gelungene Integration in die Gesellschaft sowie emotionale Widerstandsfähigkeit. Weitere Faktoren sind ein ähnlicher Bildungshintergrund, Eltern, die gute Vorbilder waren, und Einigkeit, was die gegenseitigen Erwartungen an eine enge und auf Vertrauen basierende Beziehung angeht.

Gewisse Eigenschaften erhöhen die Erfolgs- und Kompatibilitätschancen in einer Beziehung. Ein emotional ausdrucksfähiger Mensch, der Wärme ausstrahlt, wirkt automatisch attraktiv, was auch für eine Person gilt, die Ihre Lebenseinstellung, Meinungen, Überzeugungen, Haltungen und Werte teilt. Sowohl extrovertierte und fröhliche als auch eher zurückhaltende Menschen suchen ihresgleichen, obwohl sich Gegensätze bis zu einem gewissen akzeptablen Grad der Verschiedenheit sehr wohl anziehen können. Klaffen jedoch die religiösen, politischen oder alltäglichen Überzeugungen zweier Menschen zu sehr auseinander, kann es ziemlich heikel werden.

Normalerweise fühlt man sich zu Menschen hingezogen, die den eigenen Bedürfnissen entgegenkommen, auf die man gerne eingehen und die man unterstützen möchte. Die meisten Menschen bevorzugen einen Partner, der tüchtig, kompetent und selbstsicher ist, gegenüber einer Person, die Bedürftigkeit, Abhängigkeit und einen Mangel an Selbstwertgefühl ausstrahlt.

Schwierige Menschen wirken in der Regel abschreckend, weshalb entspannte, unkomplizierte Partner attraktiver sind als „wartungsintensive“ Exemplare. Dennoch empfinden Sie möglicherweise nicht den perfektesten Menschen als attraktiv, sondern denjenigen, der Ihnen am menschlichsten erscheint, also eine Person mit stark ausgeprägten positiven Eigenschaften, die auch Fehler macht und sich nicht schämt, diese zuzugeben.

Ehrlichkeit ist ein starker Anziehungsfaktor in einer jeden Beziehung. Wer ehrlich ist, nimmt – sowohl im Positiven als auch im Negativen – kein Blatt vor den Mund. Die in einem offenen Gespräch ausgedrückten Gefühle und die Reaktionen darauf machen eine Partnerschaft lebendiger und tiefer. Emotionale Aufrichtigkeit ist ein unverzichtbarer Bestandteil einer Beziehung zwischen zwei liebesintelligenten Menschen, während mangelnde Ehrlichkeit als Versuch der Konfliktvermeidung nur unterschwellige Aggression und eine Kluft zwischen den Partnern erzeugt.

Das „Er-Manifest"

Jean, Mitte dreißig, ist geschieden und Mutter von zwei Kindern. In den Jahren seit ihrer Trennung hat sie zwar einige Männer kennen gelernt, aber keinen Partner gefunden, mit dem sie ihr Leben verbringen möchte. Deshalb hat sie beschlossen, ihre nächste ernsthafte Beziehung mit einer Portion Liebesintelligenz anzugehen. Ihr erster Schritt war das Verfassen eines „Er-Manifestes", also einer Liste von Eigenschaften, die sie bei einem Partner als wünschenswert erachtet.

Zunächst fiel es Jean schwer, sich auf diese Übung einzulassen. „Ich habe das Gefühl, mit dem Aufschreiben dieser Gedanken Zeit zu vergeuden", sagte sie. Als sie jedoch ehrlicher und sich ihrer selbst mehr bewusst wurde, schrieb sie: „Ich glaube, dass ich in Wahrheit davonlaufen und nicht darüber nachdenken möchte, wie der Mensch, den ich mir wünsche, aussehen soll. Ich will nicht zugeben, dass ich einen Partner suche (tue ich das wirklich?), und ich habe die verzerrte Vorstellung, dass ich einfach von der Liebe überrumpelt werde, über einen tollen Typen stolpere und dann mit ihm die Traumbeziehung habe – ein klassisches Happy End eben." Natürlich widersprach diese Auffassung nicht nur der Realität, sondern auch ihren persönlichen Erfahrungen. Deshalb schrieb sie weiter: „Also werde ich als vernünftiger Mensch nun die Sorte von Mann definieren (mein Herzschlag beschleunigt sich, und ich werde nervös), mit dem ich gerne eine Beziehung hätte."

Hier ist Jeans Liste:

- erfolgreich in einem seriösen und solventen Unternehmen beschäftigt
- über dreißig und unter fünfundsechzig
- treu
- ehrlich
- freundlich und offen
- Freizeit- und Hobbysportler, kein Profi
- fähig, sich selbst, das Leben und seine Mitmenschen mit Humor zu betrachten
- kinderlieb
- kommt mit meinem ausgeflippten Freundeskreis klar
- hat eine ungezwungene Einstellung zu leidenschaftlichem Sex
- mag Katzen und Hunde
- liebt das Leben als solches

Wenn Sie Jeans Liste durchgehen, werden Sie feststellen, dass sie gründlich über ihre bisherigen Beziehungen nachgedacht hat, denn ihre Aufzählung spiegelt ihre Wünsche, Bedürfnisse und früheren Fehler wider. Auch wenn Sie es unromantisch finden mögen, Ihre Wünsche so deutlich in Worte zu fassen, werden Sie sich durch diese Übung über Ihre eigenen Gefühle klar werden und erkennen, nach welchem Partner Sie sich sehnen.

Übung: Die zehn wichtigsten wünschenswerten Eigenschaften eines Partners

Erstellen Sie auf dem Computer, in Ihrem Tagebuch oder in einem Heft eine Liste der zehn wichtigsten Eigenschaften, die Sie sich von Ihrem zukünftigen (oder augenblicklichen) Partner wünschen. Wenn Sie mindestens zehn Punkte beisammenhaben, setzen Sie Prioritäten. Nummerieren Sie die Eigenschaften in der Reihenfolge ihrer Wichtigkeit. Falls Sie bereits einen Partner haben, wird Ihnen diese Liste verraten, was Sie beide zusammengeführt hat, und Ihnen Ihre Gemeinsamkeiten aufzeigen. Sind Sie noch auf der Suche, wird Ihnen die Liste Ihre Prioritäten und Wertvorstellungen verdeutlichen.

Liebesintelligente Kompatibilität

Liebesintelligente Kompatibilität bezeichnet die Kunst, mittels gemeinsamer Erfahrungen, Einstellungen und Werte – das heißt durch Verhalten, Denken und insbesondere durch das emotionale Verhältnis zueinander – auf seinen Partner Bezug zu nehmen. Auch wenn Ihre Meinungen in einzelnen Bereichen auseinander klaffen mögen und Sie viele Dinge unterschiedlich angehen, passen Sie im Allgemeinen gut zusammen. Schließlich verfügen Sie beide über Empathie, Respekt und einen emotional gesunden Ansatz zur Lösung von Problemen.

Die glücklichsten Partnerschaften entstehen, wenn sich zwei Menschen mit vergleichbaren Stärken begegnen und auf der Basis gegenseitigen Respekts eine Beziehung beginnen. Ihre Liebe bedeutet für sie eine Chance, sich gleichzeitig als Individuen und als Paar weiterzuentwickeln und gemeinsam zu wachsen. Ihr persönliches Fortkommen und das ständige Arbeiten an ihrer Beziehung sind beiden überaus wichtig. Es gibt auch Paare, die zusammenpassen, weil ein Partner die Schwächen des anderen ausgleicht, eine positive Ergänzung, durch die sich beide Seiten stark und befähigt fühlen. Geht zum Beispiel eine kontrollierende Person eine Verbindung mit einem abhängigen Partner ein, kann aus der Kompatibilität zweier einander ergänzender Gegensätze eine solide Paarbindung entstehen.

Denken Sie gleich?

Laura, eine Ärztin aus New York, stellte nur eine einzige Bedingung, als sie eine Kontaktanzeige in die alternative Stadtzeitung setzte. Ihr zukünftiger Partner musste ein Leser der

Village Voice sein, höchstens noch der *Boston Phoenix* kam als Alternative in Frage. Lauras Strategie, einen Adressaten mit einer ähnlichen Vorliebe für politische Berichterstattung zu suchen, ging auf. Mark antwortete auf die Anzeige. Er und Laura tauschten ausführliche E-Mails aus, in denen sie herausfanden, dass ihr Leben unglaubliche Parallelen aufwies. Als sie sich immer öfter trafen, stellten sie fest, dass ihre Beziehung zu ihren Eltern, ihre Wertvorstellungen und ihre grundsätzliche Lebenseinstellung gut übereinstimmten. Heute, sechs Ehejahre und drei Kindern später, sind sie immer noch kompatibel und lieben einander sehr.

Auch wenn die Kompatibilität in diesem Fall Glückssache gewesen sein mag, war Laura bei der Schaltung ihrer Anzeige auf der richtigen Spur. Sie versuchte, jemanden zu finden, dessen Lebensphilosophie, politische Ansichten und Grundeinstellung zu ihren passten. Deshalb suchte sie nach einem Mann, der bestimmte Zeitungen las, also höchstwahrscheinlich belesen, gebildet und politisch liberal eingestellt war. Dass es so gut zwischen den beiden geklappt hat, ist angesichts der geringen Wahrscheinlichkeit, den passenden Partner zu finden, natürlich ein kleines Wunder.

Die Frage der Bildung

Kompatibilität hat für gewöhnlich etwas mit Bildung, gesellschaftlicher Herkunft und Intelligenz zu tun, obwohl natürlich auch ein Schreiner und eine Debütantin bis ans Ende ihrer Tage glücklich zusammenleben können, falls es zwischen den beiden emotional und intellektuell funkt. Intellektuelle Kompatibilität erhöht Ihre Fähigkeit, das Leben und auch einander auf gleiche Weise zu begreifen. Zwei Menschen, die intellektuell kompatibel sind, können die Weltanschauung des anderen verstehen, auch wenn sie diese nicht notwendigerweise teilen – eine Einsicht, die die Überlebenschance der Beziehung erhöht. Das ist keine Frage des Bildungsstandes, sondern hängt davon ab, wie beide denken und emotional miteinander umgehen.

Wenn beide Partner über einen ähnlich hohen Bildungsstand verfügen, steigen ihre Chancen auf Liebesintelligenz. Das gehobene Einkommen, das meist damit einhergeht, und die daraus resultierende materielle Entscheidungsfreiheit schaffen eine emotionale Stabilität, in der beide wachsen und einander Halt geben können. Dieses emotionale Klima unterscheidet sich stark von dem, das in der Beziehung eines geringer verdienenden Paares herrscht. Ein weniger wohlhabendes Paar muss sich mit Einschränkungen und finanziellen Sorgen auseinander setzen und den Widrigkeiten trotzen, die aus dieser begrenzten ökonomischen Entscheidungsfreiheit resultieren. Gebildete und wohlhabende Partner stehen auf dem Markt besser da, verfügen über größere Ressourcen und besitzen mehr Freiheiten, um ihre Ziele zu verfolgen.

Wenn sich der Bildungsstand zweier Menschen stark unterscheidet, kann sich der eine durch das höhere Bildungsniveau und den größeren Handlungsspielraum des anderen bedroht fühlen. Das heißt nicht zwangsläufig, dass Liebesintelligenz für ein Paar mit stark unterschiedlichem Bildungsstand unerreichbar wäre. Allerdings kann es zu Schwierigkeiten führen, da die Liebenden sich zusätzlich mit dem Aspekt der bildungsmäßigen Kompatibilität befassen müssten.

Kommunikationsfragen

Bei Kompatibilität in Kommunikationsfragen geht es nicht nur darum, im selben Tonfall zu sprechen und denselben Stil zu verwenden. Vielmehr ist damit auch gemeint, wie viel oder wie wenig eine Person sagt, und sie setzt voraus, dass man sich auf eine gemeinsame Bedeutung von Begrifflichkeiten einigt. Haben Sie je Zeit mit einem Menschen verbracht, der Schweigen nicht ertragen kann? Einer Person, die unablässig redet, nie zuhört und dafür plappert, um möglichst keine Redepausen entstehen zu lassen? Oder kennen Sie Menschen, die sich ständig zurückziehen und das Gespräch rundheraus verweigern? In einer engen Beziehung haben die sprachlichen Fähigkeiten der Partner deutliche Auswirkung darauf, wie beide Seiten ihre Kompatibilität empfinden.

Semantische Kompatibilität

Semantische Kompatibilität bezeichnet die Art und Weise, wie jeder Partner bestimmte Konzepte innerhalb der Beziehung versteht. So kann Treue für den einen bedeuten, dass er oder sie niemals Kontakt mit einem Menschen des anderen Geschlechts haben oder auch nur an ihn denken darf. Für einen anderen heißt Treue, dass alle sexuellen Aktivitäten mit anderen bis auf tatsächlichen Geschlechtsverkehr erlaubt sind. Manche Menschen unterscheiden auch zwischen körperlicher und emotionaler Treue.

Kenny und Dina: kulturell unvereinbar?

Kenny und Dina hatten schon seit fünf Jahren eine feste Beziehung. Allerdings wohnten sie nicht zusammen, denn wenn Dina bei Kenny eingezogen wäre, wäre sie von ihrer italienischen Verwandtschaft als *puttana* (Hure) beschimpft worden. In Dinas Leben drehte sich alles um ihre Großfamilie. Sie hatte eine Großmutter, die jeden Sonntag besucht werden musste, und mehr als ein Dutzend Tanten, Onkel, Nichten und Neffen. Laut Kenny wurden die Forderungen, Zeit mit der Familie zu verbringen, nicht so lautstark geäußert, solange die beiden noch nicht verheiratet waren. Nach der Hochzeit jedoch zehrten Dinas familiäre Verpflichtungen jede Minute ihrer gemeinsamen Freizeit auf. In Kenny, der zwar ein gutes Verhältnis zu seiner eigenen Familie hat – allerdings ist sie „nicht so eng verwoben und so anspruchsvoll“ –, wuchs die Überzeugung, dass seine Bedürfnisse stets an zweiter Stelle nach denen von Dinas Familie kamen.

Heute, nach ihrer Scheidung, versteht Kenny, dass er und Dina nie kompatibel waren. Als es zwischen ihnen zu kriseln begann, bestand er darauf, einen Ehetherapeuten aufzusuchen. Dina kam widerstrebend mit, doch als sie merkte, dass der Therapeut ihre Ansichten über Familienpflichten nicht unterstützte, gab sie die Therapie auf.

Kenny sagt: „Unsere Beziehung würde ich als aufgabenorientiert beschreiben. Außer der Hausarbeit hatten wir nicht viel gemeinsam. Ich studierte indische Musik, sie machte sich über mich lustig, wenn ich übte, und fand, dass mein Spiel komisch und ‚wie eine Biene in einer Flasche' klang." Er meint außerdem, Dina sei besitzergreifend und eifersüchtig gewesen. Als er eine Stelle an einer Akademie für Frauen annahm, wo er den Ballettunterricht auf dem Klavier begleitete, wurden die Tänzerinnen bei Dina zur fixen Idee, und sie behauptete steif und fest, er habe eine Affäre mit einer Studentin. „Ich habe mich nie für eine der Tänzerinnen interessiert. Mein Verhältnis zu ihnen war rein fachlich. Ich musste mich auf den Rhythmus konzentrieren und sichergehen, dass meine Begleitung synchron zu ihren Bewegungen war, damit sie gut aussahen."

Kenny beschloss auszuziehen, bevor Dina ihre Drohung wahrmachen konnte, seine Instrumente aus dem Fenster im ersten Stock zu werfen. „Inzwischen ist mir klar, dass es ein wichtiger Wendepunkt in meinem Leben war, meine schlechte Ehe zu beenden. Endlich hatte ich mich durchgesetzt. Meine Toleranzschwelle für emotional schädliche Situationen war sehr hoch."

Dinas traditionelles und Kennys unkonventionelles Wertesystem bildeten die Bühne für dieses Inkompatibilitätsspiel. Die beiden passten weder kulturell noch psychisch oder emotional zusammen, und die Kluft zwischen ihnen war zu tief, um sie zu überbrücken. Kenny handelte liebesintelligent, als er die Entscheidung traf, sich zu schützen. Er machte Dina ihre unterschiedlichen Wertvorstellungen nicht zum Vorwurf, sondern erkannte einfach, dass sie beide mit anderen Partnern ein glücklicheres und produktiveres Leben führen würden.

Wer über Liebesintelligenz verfügt, kann akzeptieren, dass der Partner anders ist als man selbst. Dazu müssen einem diese Verschiedenheiten nicht unbedingt gefallen. Man kann sie nur annehmen oder weiterziehen. Die Entscheidung liegt bei Ihnen. Sie haben die Möglichkeit, sich mit der Andersartigkeit Ihres Partners abzufinden und viele seiner ärgerlichen Angewohnheiten zu tolerieren, da die Beziehung in ihrer Gesamtheit Sie für diese Widrigkeiten entschädigt. Oder Sie können zu dem Schluss kommen, dass Sie die Eigenarten Ihres Partners nicht mehr aushalten, und sich von ihm trennen.

Chaoten und Putzteufel

Wer Liebesintelligenz walten lässt, bekommt eine ziemlich gute Antenne dafür, welche Veränderungen realistischerweise vom Partner zu erwarten sind und inwieweit man ihm zuliebe über den eigenen Schatten springen kann. Außerdem versteht man, dass es einige Konfliktfelder gibt, die ungelöst bleiben werden. Die Frage lässt sich also folgendermaßen formulieren: Können Sie mit diesen Meinungsverschiedenheiten leben und dennoch eine lebendige Beziehung führen, oder haben Sie den Eindruck, dass es ohne Einigung nicht weitergehen kann?

Ganz gleich, wie es im Detail aussehen mag, wird es immer wieder Themen geben, bei denen jeder von Ihnen ein Stück nachgeben muss, um sich in der Mitte zu treffen und den faden Beigeschmack zu vertreiben, der möglicherweise nach einer Auseinandersetzung zurückbleibt. Wie Sie nicht vergessen dürfen, ist Liebesintelligenz gleichbedeutend mit dem Wissen, dass die aktuellen Unterschiede zwischen Ihnen und Ihrem Partner mit Ihrer Kindheit und Erziehung zu tun haben. Da Sie verstehen, dass Unterschiede keine moralischen Werturteile sind, betrachten Sie diese auch nicht als falsches Verhalten, sondern nur als verschiedene, vom Elternhaus geprägte Sichtweisen.

Sally und Joe: ein Paar wie aus Männerwirtschaft

Eigentlich passten Sally und Joe sehr gut zusammen. Sie waren beide intelligent, ehrgeizig und beruflich erfolgreich, hatten ähnliche Interessen und genossen die gemeinsame Zeit. Als sie jedoch zusammenzogen, stellten sie zu ihrem Entsetzen fest, dass es bei ihnen bald zuging wie in der Serie *Männerwirtschaft*. Sally war in einem Haus aufgewachsen, das aussah, wie aus einer Wohnzeitschrift ausgeschnitten, wohingegen Joe sich selbst als „nicht besonders ordentlich“ und seine Art zu leben als „lässig“ bezeichnete. Während Joe eher an Oscar erinnerte, schlüpfte Sally bald in die Rolle des Felix. Allerdings war ihnen nicht mehr zum Lachen zumute, als sie bemerkten, dass ihre Verhaltensunterschiede ihre Beziehung bedrohten.

Sally konnte Joes Schlamperei einfach nicht ertragen. Seine Kleider waren in der ganzen Wohnung verstreut, seine feuchten Handtücher lagen im Bad auf dem Fußboden, er räumte weder die Schmutzwäsche in den Wäschekorb noch das Geschirr in die Spülmaschine, und sein Schreibtisch war so zugestapelt, dass die Papiertürme manchmal von selbst in sich zusammenstürzten. Joes Lebensgewohnheiten trieben Sally in den Wahnsinn, und sie erklärte ihm wieder und wieder, wie sehr ihr sein Chaos zu schaffen mache. Aber vergeblich.

Joe hingegen konnte einfach nicht begreifen, was das ganze Theater sollte, und Sallys Ordnungsfimmel sorgte dafür, dass er sich beklommen und unwohl fühlte. Er stritt mit ihr und sagte, er könne sich aus Angst, etwas in Unordnung zu bringen, in seinen eigenen vier Wänden nicht frei bewegen. Nie könne er sich spontan verhalten und müsse sich jeden Schritt im Voraus überlegen. Beide beurteilten das Verhalten des anderen als nicht normal, womöglich sogar als neurotisch und als Zeichen eines tief sitzenden Charakterfehlers, bis die Spannung schließlich unerträglich wurde.

Nachdem diese Situation acht Monate lang angedauert hatte, wurde ihnen klar, dass es das Thema nicht wert war, die Beziehung aufs Spiel zu setzen. Sie waren klug genug und nutzten ihre Liebesintelligenz, um zu verhindern, dass diese Auseinandersetzung weiterhin ihren emotionalen Tribut forderte. Beide fühlten sich in den anderen ein und verstanden, welche Auswirkungen ihre Einstellung und ihr Verhalten hatten. Als sie begannen, wirklich miteinander zu sprechen – nicht sich zu streiten oder auf ihrem jeweiligen Standpunkt zu beharren –, stimmten sie überein, dass es bei ihren Unterschieden nicht um eine Frage von gut und böse oder richtig und falsch ging. Schließlich waren es keine Charakterfehler, sondern schlicht und ergreifend Unterschiede.

Sie redeten über ihre Gefühle, ohne sich wütende Vorhaltungen oder Beschimpfungen an den Kopf zu werfen. Beide hatten sie den Wunsch, den Partner glücklicher zu machen, und sie wussten, dass jeder von ihnen etwas verändern musste, wenn sie ihre Beziehung retten wollten. Joe hielt sich an den vereinbarten Kompromiss und unternahm heroische Anstrengungen, häufiger seine Sachen wegzuräumen, während Sally sich große Mühe gab, Joes Schlamperei ein wenig zu ignorieren. Die Situation war zwar nicht optimal, hatte sich aber auf jeden Fall verbessert. Die Liebe, die sie füreinander empfanden, war ihnen wichtiger als der Zustand ihrer Wohnung. Beide hatten das Gefühl, in ihren Versuchen, sich zu verändern, die nötige Unterstützung zu erhalten, was dazu führte, dass sich keiner von ihnen auf seinen Standpunkt zurückzog oder sich auf seine Einstellung und sein Verhalten versteifte. Sie fühlten sich in ihrer Beziehung sicher genug, um diese Anpassung und die darauf folgenden Veränderungen vorzunehmen.

Diese ersten Schritte ermutigten die beiden, auch in anderen Bereichen Flexibilität zu zeigen. Sie machten sich klar, dass sich bei einigen Themen das Streiten nicht lohnte, während es bei anderen durchaus sein musste. Die weitere Suche nach Lösungen schweißte sie immer enger zusammen. Joe nahm kein Blatt vor den Mund, und Sally war ehrlich, allerdings ohne verletzend zu sein. Vor allem dienten sie einander als Mentor, während sie sich psychisch und emotional weiterentwickelten. Das Wachstum, das sie beide dadurch erlebten, ist das Ergebnis ihrer Liebe. Sally und Joe leben ihre Liebesintelligenz aus.

Neue Herausforderungen anzunehmen ist ein wichtiger Aspekt emotionaler Kompatibilität in einer liebesintelligenten Partnerschaft. Wer lernt, seine Liebesintelligenz einzusetzen, kann Barrieren in seiner Beziehung durchbrechen. Jede neue Lösung eines schwierigen Problems, die durch Liebesintelligenz herbeigeführt wurde, kann als Vorlage für den Umgang mit weiteren Schwierigkeiten dienen, mit denen einen das Leben immer wieder konfrontiert. Menschen mit einem hohen Liebes-IQ wie Sally und Joe wissen, dass es das optimale Paar nicht gibt, aber dass sie ihre Liebesintelligenz einsetzen können, um an ihren Schwächen und denen ihres Partners zu arbeiten. Auch wenn man seine Beziehung beständig verbessern kann, perfekt wird sie dadurch nie.

Manchmal ist es nicht leicht, festzustellen, ob Sie und Ihr Partner kompatibel sind oder nicht. In Zeiten von Konflikten, Auseinandersetzungen und Missverständnissen bekommen Sie häufig den Verdacht, Sie hätten mit Ihrem Partner nicht mehr viel gemeinsam. Vielleicht fragen Sie sich ja sogar, ob Sie mit Ihrem Partner überhaupt kompatibel sind.

Möglicherweise nehmen Sie an, dass häufiger Streit, ein Partner, der Ihre Bedürfnisse nicht erfüllt, und gescheiterte Kommunikationsversuche eindeutige Zeichen mangelnder Kompatibilität sind. Doch vielleicht ist das gar nicht der Fall. Viele Menschen neigen dazu, derartige Probleme zu generalisieren und in schwierigen Zeiten ihrer Beziehung alles durch das Raster der mangelnden Kompatibilität zu betrachten. Sie missdeuten unglückliche Phasen und häufige Konflikte mit ihrem Partner als ein Zeichen dafür, dass sie grundsätzlich nicht zusammenpassen.

In allen Beziehungen gibt es Missverständnisse, Enttäuschungen, Kränkungen und Schmerz. Krisen kommen in kompatiblen und nicht kompatiblen Beziehungen etwa mit gleicher Häufigkeit vor. Als liebesintelligenter Mensch erkennen Sie diese Realität an und arbeiten an einer Lösung des Problems, um, wenn möglich, etwas an Ihrer Beziehung zu ändern. Kompatibilität bedeutet, dass die Bereiche überwiegen, in denen Ihr Partner und Sie zusammenpassen, und zwar was Erwartungen, Bedürfnisse, Kommunikationsstrukturen, Vertrautheit, Liebe, Einfühlungsvermögen, Rücksicht, Großzügigkeit, Werte und Lebenseinstellung betrifft.

Impulskontrolle

Wenn ein Problem auftritt, reagieren viele Paare zunächst stark emotional, wenn nicht gar dramatisch, und fügen ihrer Beziehung möglicherweise damit Schaden zu. Gehen Sie jedoch mit Liebesintelligenz vor, werden Impulskontrolle und Selbstbeherrschung greifen, während Sie sich nicht nur Ihrer Wut und Enttäuschung bewusst werden, sondern auch darauf achten, wie Sie mit Ihrem Partner umgehen. Suchen Sie das Zwiegespräch mit sich selbst, um sich zu beruhigen und Ihren Überschwang zurückzunehmen. Wenn Sie in sich gehen, dämpfen Sie Ihre Impulse und geben dem vernünftigen Gespräch und der Problemlösung Raum.

Streiten lernen: Jane und Victor

In der ersten Zeit ihrer Ehe war Janes und Victors Impulskontrolle bei weitem nicht so stark ausgeprägt wie heute, sechs Jahre später. Jane schrie viel herum. „Ich habe ständig gedroht, ihn zu verlassen“, sagt sie heute. „Mit einem Fuß war ich immer aus der Tür.“ Sie erinnern sich beide an einen zehnstündigen Streit während einer Autofahrt von Maine nach New York. Es war ein einziger Brüllmarathon, der im strömenden Regen, bei schlechter Sicht und nach einer fast schlaflosen Nacht stattfand.

„Keiner war bereit, eine Pause zu machen“, erzählt Jane. „Wir stritten immer weiter.“ Damals hatte sie ein großes Bedürfnis, angehört zu werden, denn sie hatte gerade eine Beziehung hinter sich, in der sie nie ihre Meinung geäußert hatte. Victor hingegen musste sich für eine gescheiterte Beziehung schadlos halten, in der es ihm nie gelungen war, sich durchzusetzen. Die „Höllenfahrt“ war letztlich ein Kampf, bei dem es darum ging, endlich den emotionalen Ballast aus diesen früheren Beziehungen abzuschütteln.

Victor und Jane haben viel aus diesem Streit gelernt. Sie haben die Erfahrung gemacht, dass sie „den absolut größten Krach der Weltgeschichte haben und trotzdem zusammenbleiben können“ und dass sie zusammengehören, um die Probleme zu lösen, die sich ihnen immer wieder stellen. Inzwischen gönnen sie sich auch mal Pausen und Abstand und wissen, dass sie auf ihre eigenen emotionalen Bedürfnisse und die ihres Partners achten müssen. „Wir veranstalten keine Quizspiele miteinander oder versuchen zu erraten, was der andere gerade denkt oder fühlt. Stattdessen sagen wir uns geradeheraus, was uns stört – oder freut.“ Inzwischen sind sie in der Lage zu spüren, ob einer von ihnen gerade niedergeschlagen ist. „Ich merke, dass es ihm schlecht geht“, sagt Jane, „wenn er anfängt, die Katzen anzuschreien.“ Er hingegen erkennt ihre schlechte Stimmung daran, dass ihre Stimme um einige Oktaven sinkt.

Liebesintelligent zu sein heißt, dass Sie damit leben können, wenn Ihr Partner nicht immer nach Ihrer Pfeife tanzt. Es bedeutet, Sie müssen nicht aus der Angst heraus, unwissend, dumm oder schwach zu erscheinen, das Gesicht wahren und beweisen, dass Sie richtig liegen und Ihr Partner im Irrtum ist. Wenn zwei Menschen eine Beziehung beginnen, haben sie zu Anfang für gewöhnlich das Gefühl, gut zueinander zu passen. Ihre Lebensphilosophie, Werte, Haltungen und so weiter stimmen überein, und sie haben ähnliche Zukunftspläne. Das Zusammenleben mit dem Partner hingegen kann jedoch emotionale Konfliktpunkte zu Tage fördern, derer man sich anfangs nicht bewusst war: Inneneinrichtung und Sauberkeit, Geld, Familie, frühere Beziehungen, Geheimnisse und so weiter und so fort.

Ist Ihr Partner das Einzige, was Ihrem Leben einen Sinn gibt?

Anstatt zu erwarten, dass eine Beziehung alle Ihre emotionalen Bedürfnisse erfüllt, und vorauszusetzen, dass Sie an sämtlichen Fronten identisch vorgehen, lernen Sie als liebesintelligenter Mensch, ein Gleichgewicht zwischen selbstständigem Denken und Handeln sowie wechselseitiger Abhängigkeit von Ihrem Partner herzustellen. Für einen liebesintelligenten Menschen heißt Kompatibilität, sich ein eigenes Leben ohne Partner zu bewahren, während man gleichzeitig an dessen Leben teilnimmt, damit die Beziehung gelingt. Dabei besteht die Kunst darin, sich ausreichend unabhängig zu machen und genügend emotionale Ventile zu besitzen, sodass die Beziehung nicht alle Ihre Bedürfnisse erfüllen muss und dadurch automatisch überstrapaziert wird.

Kompatibilität in der Beziehung ist die Freiheit, sagen und denken zu können, was man will. Das bedeutet allerdings nicht, dass man sich häufiger einig als uneins ist. Stellen Sie sich einmal die folgenden Fragen: Kann ich in meiner Beziehung ich selbst sein? Kann ich wachsen und mich verändern? Wenn Sie mit Ja geantwortet haben, ist Ihr Kompatibilitätsquotient sehr hoch und Ihre Liebesintelligenz blüht und gedeiht.

Emotionale Kompatibilität

Emotionale Kompatibilität ist das wichtigste Merkmal, um den Erfolg einer Beziehung vorherzusagen, da dazu Vertrauen, Intimität, emotionale Ausdrucksfähigkeit und emotionale Gesundheit vonnöten sind. Auch Selbstbewusstsein, Selbstwertgefühl, Liebes- und Empathiefähigkeit, Durchhaltevermögen sowie Antrieb tragen zur emotionalen Reife bei. Diese drückt sich dadurch aus, dass man das Wachsen und die Entwicklung des Partners unterstützt, ohne es als Bedrohung für die Beziehung zu sehen, und es als Beitrag zur Qualität des Zusammenlebens betrachtet.

Wenn zwei sich liebende Menschen einander Wachstum und Entwicklung zugestehen, wird ihre Verbindung immer stärker und tiefer und gewinnt an Bedeutung. Allerdings werden Sie in Schwierigkeiten geraten, wenn nur einer von Ihnen diesen Ansatz für praktikabel hält, während der andere nicht daran glaubt oder ihn nicht versteht. Schließlich bringen Sie beide die unterschiedlichen Erfahrungen, die Ihre Werte und Ihre Lebenshaltung geprägt haben, in die Beziehung ein.

Die emotionale Unterstützung, die Sie in Ihrer Kindheit erfahren haben, bestimmt nicht nur Ihre Erwartungen an die Beziehung, sondern auch die Regeln, die Sie damit verknüpfen, und die Verantwortung, die Sie übernehmen wollen. Haben Sie als Kind zu wenig emotionale Unterstützung erhalten, verlangen Sie womöglich von Ihrem Partner, dass er sie für das Versagen Ihrer Eltern entschädigt. Beteuerungen, wie sehr er Sie liebt und wie wichtig Sie ihm sind, können Sie nicht überzeugen, denn ganz gleich, was Ihr Partner auch sagt und tut, um Ihnen

Halt zu geben, Sie glauben es ihm nicht. In dieser Situation ist Kompatibilität keine Kommunikationsfrage – so wichtig diese auch ist –, sondern hängt davon ab, wie Sie mit Ihrer emotionalen Befindlichkeit innerhalb der Beziehung umgehen.

Stufen emotionaler Reife

Für gewöhnlich fühlen sich Menschen, die sich auf einer ähnlichen Stufe der emotionalen Reife befinden, voneinander angezogen. Emotional besonders reife Menschen sind für ihresgleichen attraktiv, und das gilt genauso für Menschen, die emotional unreif sind. Je höher Ihre emotionale Reife ist, desto weniger haben Sie es nötig, sich an Ihren Partner zu klammern.

Am Anfang einer gelungenen Beziehung steht die Erkenntnis, dass Ihr Glück und Ihre persönliche Erfüllung nicht von Ihrem Partner abhängen, sondern einzig und allein von Ihnen selbst. Liebesintelligent zu sein bedeutet zu wissen, dass letztlich nur Sie allein für Ihr Glück verantwortlich sind. Wenn Ihr Partner genauso empfindet, erfahren Sie einen höheren Grad an Kompatibilität, als wenn sich Ihre Einstellung in dieser Hinsicht unterscheidet. Emotionale Kompatibilität hat damit zu tun, dass man sich seiner eigenen Gefühle bewusst ist. Dazu ist nötig, dass Sie Ihre eigene emotionale Befindlichkeit und die Signale spüren, lesen und verstehen können. Als liebesintelligenter Mensch übernehmen Sie die Verantwortung für Ihre Gefühle. Wenn Sie Ihr eigenes emotionales Selbst nicht verstehen, scheitern Sie auch an dem Ihres Partners.

Übung: Kompatibilitäts-Checkliste

Falls Sie mit dem Gedanken spielen, eine Partnerschaft einzugehen, oder bereits in einer leben, wird Ihnen die folgende Checkliste helfen, über die Einstellungen, Erwartungen und die Aspekte des Alltags nachzudenken, die irgendwann in allen

Liebesbeziehungen aufs Tapet kommen. Kreuzen Sie an, über wie viele dieser Themen Sie und Ihr Partner sich entweder allein oder zusammen bereits Gedanken gemacht haben.

Mein Partner und ich haben besprochen:

- Unsere Erwartungen, was die Gestaltung des Alltags in einer Beziehung (Hausarbeit, Finanzen, familiäre Verpflichtungen) angeht.
- Unser unterschiedliches Verhalten im Umgang mit anderen Menschen (gehen wir beide gern unter Leute, ist einer von uns eher introvertiert oder extrovertiert?). Wir wissen, ob wir lieber etwas in der Gruppe unternehmen, eher ein paar wenige Freunde einladen, von einer Party zur anderen pilgern oder vorzugsweise allein sind.
- Unsere sexuellen Vorlieben (welche sexuellen Praktiken wir genießen oder lieber meiden, unsere Einstellung zur Treue, unsere Definition dieses Begriffs).
- Unsere Einstellung zu Freundschaften außerhalb unserer Beziehung.
- Unsere Haltung (persönliche Gewohnheit, Ordnung oder Schlamperei).
- Unser Verhältnis zum Geld (wie wir früher mit Geld umgegangen sind und wie wir es heute tun).

Mein Partner und ich haben:

- Dieselben Ziele, Träume und Visionen darüber, was wir zu einem bestimmten Zeitpunkt in unserem Leben, sowohl einzeln als auch als Paar, erreichen wollen.
- Dieselben religiösen und ethischen Wertvorstellungen, insbesondere bei Themen, die uns sehr wichtig sind.
- Dieselbe Vorstellung, wie viel Zeit wir allein und wie viel wir gemeinsam verbringen wollen.

- Dieselbe Haltung dazu, Kinder zu erziehen (oder zu bekommen), sowie im Umgang mit unseren Familien.
- Dieselbe Einstellung zu früheren Partnern und vergangenen Beziehungen. (Sind sie tabu, oder ist einer von Ihnen noch mit seinem Expartner befreundet?)
- Dieselbe Meinung zum Thema Geheimnisse (Finden Sie es besser, einander alles zu erzählen, oder behalten Sie manche Dinge lieber für sich?)

Man kann sich in jemanden verlieben, ohne etwas über den Betreffenden zu wissen. Wenn einen die Leidenschaft packt, denkt man nicht an Themen, die nur am Rande etwas mit der romantischen Beziehung zu tun zu haben scheinen. Betrachtet man die Person dann jedoch im Alltag, stellt sich möglicherweise heraus, dass man ihr Verhalten gegenüber anderen Menschen nicht erträgt, oder man ist erstaunt über ihre Ansichten. Je besser man seinen Partner kennen lernt – und umgekehrt –, desto weniger Überraschungen und Gelegenheiten für Konflikte gibt es und desto höher werden die Chancen sein, eine Beziehung auf Ehrlichkeit und Vertrauen aufzubauen.

Meinungsverschiedenheiten und Konflikte

In der Liebe kompatibel zu sein bedeutet zu verstehen, dass Konflikte unvermeidlich sind, wenn Ihre Beziehung erfolgreich, gesund und lebendig sein soll. Falls Sie jedoch das Gefühl haben, sich von Ihrem Partner distanzieren zu müssen, um sich vor den ständig tobenden Auseinandersetzungen zu schützen, sollten Sie das tun, da ein Übermaß an Konflikten Ihre Beziehung überfordern und zerstören kann.

Zu wenig Auseinandersetzung in einer Beziehung, in der ein Partner (oder alle beide) Streit meidet und die Existenz von Problemen leugnet, führt zu einem falschen, unehrlichen und unaufrichtigen Umgang miteinander, in dem gekünsteltes Turteln anhaltende Ressentiments und Unzufriedenheiten verdecken soll. Vergessen Sie nicht, dass liebesintelligente Paare vor allem auf Ehrlichkeit setzen, um ihre Beziehung vital und am Leben zu erhalten. Aus Unaufrichtigkeit entstehen nur aufgestaute Wut und Aggression, und wenn man diese Gefühle ignoriert, verliert die Partnerschaft ihre emotionale Spannkraft. Gleichgültigkeit setzt ein, und zu guter Letzt stirbt die Beziehung.

In der Liebe kompatible Paare einigen sich darauf, wie sie Konflikte in ihrer Beziehung einsetzen, ausdrücken und bewältigen wollen. Sie verstehen, dass es von ihrem Umgang mit diesen Auseinandersetzungen abhängt, ob sie durch Streit ihre Probleme lösen, mehr Nähe schaffen und beiden Beteiligten persönliches Wachstum ermöglichen können – oder ob die Beziehung in Apathie abgleitet und letztendlich daran zerbricht.

Konflikt- und Problemlösung bedeutet für ein liebeskompatibles Paar, dass man unter anderem über schwierige Themen wie Geldausgeben, gemeinsame Zeit, Intimität, Freundschaften, Hausarbeit und Kindererziehung spricht. Paare mit einem hohen Liebes-IQ versuchen beim Streiten destruktive Kritik zu vermeiden. Sie belächeln die Fehler des anderen nicht und verzichten auf Schimpfwörter sowie darauf, Salz in emotionale Wunden zu reiben. Destruktive Kritik ist laut Goleman und anderen einer der Indikatoren, an denen sich das Scheitern einer Ehe am präzisesten voraussagen lässt. In den Fällen, in denen es zur Entfremdung und zum Ersterben der Gefühle kam, war meist destruktive Kritik schuld daran.

Ist die emotionale Reife Ihres Partners mit Ihrer eigenen vergleichbar?

Wenn Sie Ihre Liebesintelligenz fördern wollen, müssen Sie zunächst einmal etwas für Ihre emotionale Reife tun. Die Fähigkeit, ein Gleichgewicht zwischen Ihren eigenen Bedürfnissen und denen Ihres Partners zu finden und dessen Wachstum und Freiheit ebenso viel Wert beizumessen wie Ihren eigenen, ist das wichtigste Merkmal einer emotional reifen Beziehung. Emotionale Reife ist die Fähigkeit, jederzeit zu spüren, was man selbst fühlt und was im Partner vorgeht. Dazu gehört auch, dass man seine emotionale Aufmerksamkeit auf den Partner richtet, damit er sich geliebt, wichtig und unterstützt fühlt.

Obwohl ein emotional reifer Mensch authentisch, ehrlich und mit sich selbst im Reinen ist, gehört zur emotionalen Reife in einer Beziehung auch, dass man in deren bestem Interesse denkt und handelt. Man darf weder stets zuerst an sich noch an den Partner oder an den eigenen Wunsch denken, ihn glücklich zu machen. Ebenso wenig darf man aus Angst vor Missbilligung, Zurückweisung oder dem Scheitern der Beziehung handeln. Emotionale Reife erfordert nicht wenig Zeit und Mühe. Dazu ist es nötig, dass man sich selbst besser versteht, seine Probleme angeht und gemeinsam mit seinem Partner etwas tut, um die Beziehung zu verbessern. Möglicherweise wird Ihr Partner dabei zu Ihrem schärfsten Kritiker werden; doch diese Kritik sollte immer von Liebe und Anteilnahme geprägt und niemals abwertend sein.

Defizitäre Liebe – ein Fass ohne Boden

Wenn Ihr Partner von seinem Elternhaus zu wenig Liebe, Sicherheit und Unterstützung erfahren hat, wird er möglicherweise erwarten, dass Ihre Beziehung alle emotionalen Wünsche erfüllt, die ihm damals versagt geblieben sind. Dieses Ungleichgewicht kann Ihre Beziehung über Gebühr belasten, da ein Mensch allein das Bedürfnis nach Liebe und Sicherheit eines anderen unmöglich stillen kann.

Auch wenn Sie Ihrem Partner unablässig Ihre Liebe beteuern, wird das nichts an seinem grundlegenden Problem ändern, dass er sich verunsichert und ungeliebt fühlt. Nach einer Weile wird die Situation unerträglich und frustrierend für Sie werden, weil es Ihrem Partner nie genügen wird, ganz gleich wie oft Sie Ihre Liebe und Treue unter Beweis stellen. Denn er wird jeden Ihrer Schritte in Richtung Unabhängigkeit, Wachstum und Freiheit als Bedrohung empfinden. Wenn Sie aus lauter Angst, Ihr Partner könnte sich ungeliebt und allein gelassen fühlen, nicht mehr wagen, Sie selbst zu sein, werden Sie sich bald wie erstickt fühlen. Vielleicht geht es sogar so weit, dass er sie bittet, sicherheitshalber auf eine berufliche Beförderung oder eine Fortbildung zu verzichten. Je länger Sie sich dann eingesperrt und von den Forderungen Ihres Partners eingeschränkt fühlen, desto mehr wird Ihr guter Wille nachlassen, immer für ihn da zu sein. Den Partner in seiner Entwicklung zu hemmen ist kein Zeichen einer liebesintelligenten Beziehung und verheißt meist Schwierigkeiten.

Diese Form von emotionaler Inkompatibilität, die eigentlich ein Problem der emotionalen Unreife ist, führt häufig dazu, dass Beziehungen sich von innen heraus selbst zerstören. Das ständige Bedürfnis Ihres Partners nach Bestätigung belastet Sie und zehrt Ihre Zeit, Kraft und Ressourcen auf. Irgendwann hören Sie auf zu geben und gehen auf Distanz, was dazu führt, dass Ihr Partner noch mehr emotionale Unterstützung einfordert. Wenn die emotionale Vitalität der Beziehung schließlich aufgebraucht ist, treten Apathie und Gleichgültigkeit ein. Bleiben die Probleme dann unausgesprochen, wird die Beziehung belastet und zerbricht schließlich.

Falls keiner der Partner sich emotional weiterentwickelt, könnte das daran liegen, dass beide mehr um ihre eigenen Bedürfnisse kreisen als um die des Gegenübers. Möglicherweise besteht eine stark ausgeprägte egozentrische Ausrichtung auf beiden Seiten, während ehrliche Anteilnahme, Empathie und Nächstenliebe Mangelware sind.

Um jemanden lieben zu können, muss man sich zuerst selbst geliebt fühlen. Man kann nicht auf intelligente Weise lieben, wenn man sich weder selbst liebt noch das Gefühl hat, Liebe verdient zu haben. Wenn Sie sich Ihrer selbst sicher sind und wissen, wer Sie sind, haben Sie eine starke Identität, sind moralisch und ethisch autonom und kennen Ihre Vorlieben und Abneigungen.

Ein liebeskompatibles Paar lernt eine Beziehung als Verbindung zwischen zwei Individuen zu sehen, die voneinander lernen und sich die Freiheit zugestehen wollen, ihre beruflichen, gesellschaftlichen, emotionalen und psychischen Möglichkeiten auszuloten. Emotionale Kompatibilität bedeutet, sich aufeinander einzulassen, um das Leben des Partners zu bereichern und aus dem Wachstum und der Freiheit, die diese Verbindung bietet, Freude und Zufriedenheit zu schöpfen.

Kapitel 7

Der Tanz der Empathie

Mitgefühl ... bezeichnet die maximale Kapazität der affektiven Vorstellungskraft, die Kunst emotionaler Telepathie. In der Hierarchie der Gefühle steht sie deshalb am höchsten.

Milan Kundera, *Die unerträgliche Leichtigkeit des Seins*

Eine gute Freundin von Ihnen hat gerade einen ganz besonderen Menschen kennen gelernt und ist dabei, sich zu verlieben. Spüren Sie das, noch ehe sie es Ihnen erzählt? Haben Sie jemals bemerkt, dass jemand emotional leidet, einfach indem Sie die Spannung rings um ihn herum erahnen? Können Sie ein Erröten deuten, oder wittern Sie, wenn jemand im Begriff ist zu erkranken? Riechen Sie, dass es bei der nächsten Verhandlungsrunde Schwierigkeiten geben wird, obwohl die Besprechung prima zu laufen scheint und Ihr Gehirn Ihnen das Gegenteil meldet? Diese Fähigkeiten – also Intuition, Empathie, emotionales Verständnis – sind die Grundvoraussetzungen, wenn Sie Liebesintelligenz ausdrücken und das emotionale Fließen in Ihrer Beziehung erhöhen wollen.

Auch wenn Sie vielleicht nicht über Fähigkeiten in diesen Bereichen verfügen, kennen Sie sicher jemanden, der das unheimliche, fast hellseherische Talent hat, Gedanken und Gefühle zu erahnen. Dieser Mensch ist Ihrer emotionalen Energie so nah, dass er zu wissen scheint, was in Ihnen vorgeht.

Die Erklärung dafür liegt in der Dynamik der emotionalen Empathie und den Techniken der Hypersensitivität, der Übersichtigkeit, der so genannten Hypersight, und des bewussten Zuhörens – den Eigenschaften also, die in einer Liebe emotionales Fließen erzeugen.

Was ist Empathie?

Empathie, also die Fähigkeit, die Stimmungen und Gefühle des Gegenübers auf einem prä- oder nonverbalen Niveau zu erspüren, ist ein Plus für jede Beziehung, insbesondere zwischen zwei Liebenden. Vor allem Partner in intimen Beziehungen brauchen die Fähigkeit, die Gefühle des anderen zu lesen, da – wie Goleman sagt – „die emotionale Wahrheit einer Aussage weniger darin liegt, was [jemand] sagt, sondern wie". Weiterhin vertritt der Bestsellerautor die Auffassung, dass „neunzig Prozent oder mehr einer emotionalen Botschaft nonverbal sind". Das heißt, Sie müssen darauf achten, wie Ihr Partner seine Botschaft vermittelt, also nicht nur auf seine Worte, sondern auch auf Tonfall, Mimik, Augenbewegungen, Gesten, Gelassenheit oder Aufgeregtheit, ja sogar auf seine Hautfärbung.

Einige Menschen sind von Natur aus empathiebegabt; ihre Persönlichkeit und ihre Wahrnehmung verfügen über einen hochempfindlichen Radar, der Verbindung zu anderen aufnimmt und sie intuitiv auf Gefühlsebene versteht. In seinem Buch *15 Steps to Impossible Dreams* vergleicht Steven Scott solche Menschen mit Golden Retrievern (denken Sie nur an die freundlichen, empathischen Gesichter dieser Hunderasse). Menschen mit dieser Fähigkeit neigen in den meisten Lebensbereichen eher dazu, zu geben, als zu nehmen, und sind aufgrund ihrer Großzügigkeit gute Zuhörer, die einem voller Anteilnahme ihr Ohr leihen.

Andere, die noch an ihrer emotionalen Intelligenz und ihrem Umgang mit anderen Menschen arbeiten müssen, vermögen sich einige dieser Techniken anzueignen. Manchen Menschen ist emotional oder psychisch so übel mitgespielt worden, dass sie zunächst bewusst lernen müssen, auch einmal an andere und nicht ausschließlich an sich selbst zu denken. Immerhin sind sie jetzt erwachsen, und die Vergangenheit, in der es ums nackte Überleben ging, liegt längst hinter ihnen. Also müssen sie üben, auf ihre Mitmenschen zu achten und ihnen ihr Herz und ihren Verstand zu öffnen. Natürlich gibt es auch Personen, die unfähig zur Empathie sind, weil sie an einer Persönlichkeitsstörung leiden. Solche Menschen zu erkennen gelingt mithilfe des emotionalen zweiten Gesichts. Das bedeutet, die Fähigkeit, den Empathiequotienten eines Menschen einzuschätzen, verrät Ihnen viel über diese Person.

Das wohl am häufigsten zitierte Beispiel für Empathie ist, wenn ein Ehemann, dessen Frau schwanger ist oder die gerade ein Kind zur Welt bringt, morgendliche Übelkeit oder Wehenschmerzen empfindet. Er hat sich so sehr auf den emotionalen und körperlichen Zustand seiner Frau eingestellt, dass seine Empathie sich auf den biologischen Bereich überträgt. Diese Art biologischer „Zwillingschaft“ tritt auch ein, wenn ein Paar schon so lange zusammen ist, dass die beiden Partner anfangen, einander ähnlich zu sehen. Frances, eine Molekularbiologin, kennt sich sehr gut mit der Komplexität der Zellbiologie aus. Sie schildert ihre zwanzigjährige Ehe mit ihrem Mann folgendermaßen: „In meiner Beziehung ist es wie in der Biologie – es gibt darin eine gewisse Granularität, und wir sind einander so nah, dass wir uns auf Zellniveau kennen.“

Professionelle Empathie

Ihre empathischen Fähigkeiten hängen zum Großteil davon ab, wie eng Ihr Bezug zu Ihren eigenen Gefühlen ist, wie sehr Sie emotional in sich selbst ruhen, wie gelassen Sie sind und wie gut Sie nonverbale Sprache deuten und verstehen können. Einige

Menschen vermögen das in einem Maße, dass man ihre Empathie durchaus als professionell bezeichnen kann.

Karla McLaren

Karla McLaren, die sich selbst Empathin und emotionale Heilerin nennt, beschreibt in ihrem Hörbuchlehrgang mit dem Titel *Wie werde ich empathisch* den empathischen Menschen folgendermaßen: „[Sie] besitzen die Fähigkeit, energetische Impulse in emotionale Aufmerksamkeit umzusetzen. Sie fühlen sich durchs Leben, durch Entscheidungen und durch Beziehungen, und zwar auf eine tiefe und lebensbejahende Art und Weise." Karla McLaren ist eine außergewöhnlich aufmerksame Person und eine erfahrene Spezialistin, die ihre emotionale Intuition in ihrer Arbeit mit Traumapatienten einsetzt, um auf einer tiefen und intensiven Ebene mit ihnen in Kontakt zu treten.

McLaren, selbst ein Opfer sexueller Gewalt, interessiert sich vor allem für das Phänomen der Dissoziation, also dafür, wie Menschen, die unerträglichen Stress- und Traumasituationen ausgesetzt sind, ihren Körper verlassen und sich der Situation entziehen, um psychisches Leid und die emotionale Intensität der Erfahrung zu vermeiden. Menschen, die über lange Zeiträume hinweg Dissoziation als Verteidigungsstrategie eingesetzt haben, haben große Schwierigkeiten, wieder zu ihren Gefühlen zurückzufinden.

Carolyn Myss

Die Bestsellerautorin und Seminarleiterin Carolyn Myss bezeichnet sich selbst als medizinisch intuitiv, also als Mensch, der Körperenergien empfangen und sie als Anzeichen körperlicher oder emotionaler Gesundheit oder Krankheit deuten kann. In *Die Anatomie des Geistes* erklärt Myss, ihre Heilmethoden basierten darauf, „die Sprache des menschlichen Energiesystems zu lernen“, und zwar mit einem Schwerpunkt auf den sieben Körperzentren oder Chakras, die der Yoga-Philosophie zugrunde liegen. Durch den Einsatz ihrer Intuition kann sie die emotionalen/spirituellen Ursachen von Krankheiten erkennen und ist zu einigen Aufsehen erregenden Schlussfolgerungen im Zusammenhang mit Gefühlen und Gesundheit gekommen.

Myss bestätigt, dass der Körper manchmal psychische Schmerzen „literalisiert“. So hat sie in ihrer langjährigen Praxis Beispiele dafür gesammelt, dass Menschen mit Herzkrankheiten vor Liebe und Intimität zurückschrecken und Liebe in ihrem Leben aktiv verhindern. Dieser Mangel an Liebe führt dazu, dass sie an verstopften Arterien leiden, und die Vermeidung emotionaler Herzschmerzen resultiert in körperlichen. Laut Myss treten dieselben Dynamiken auch bei Krebspatienten und Menschen mit krankhaften Blutwerten auf. Bei Letzteren liegen nach ihrer Auffassung ungelöste Probleme mit Blutsverwandten vor, während Krebspatienten häufig emotionale Rechnungen, insbesondere mit ihrer Vergangenheit, offen haben.

Claudia LeMarquand

Claudia LeMarquand ist Sozialarbeiterin und transpersonelle Therapeutin. Sie betrachtet die Schichten der Energien und Emotionen ihrer Klienten, um sich ein „allgemeines Bild von ihrem Inneren“ zu machen. LeMarquand definiert Intuition als „auf gedankliches Niveau erhobene Emotion“. Mit der Intuition und der gedanklichen Aufmerksamkeit wächst ihrer Auffassung nach auch die Übereinstimmung mit den verschiedenen Anteilen des eigenen Ichs und das Ruhen in sich selbst. „Im Kern gibt es etwas, das klar ist“, sagt sie.

LeMarquand betrachtet jede Beziehung als Lektion im Leben. Sie rät: „Ob Sie sich nun für eine Beziehung mit einem anderen Menschen oder für eine mit dem Alleinsein entschieden haben, müssen Sie sich fragen: Was kann ich aus dieser

Erfahrung lernen?“ Ihrer Beobachtung nach führen manche Menschen Partnerschaften, damit sie lernen, sich nicht aufzugeben. Einige müssen erkennen, dass sie nicht immer „der Krieger“ zu sein brauchen, während andere erfahren, dass eine Liebesbeziehung ein akzeptabler Weg zum Glück ist.

Überzeugte Empathinnen wie McLaren, Myss und LeMarquand setzen ihre intuitiven Kräfte ein, um anderen Menschen zu einem gesunden und emotional harmonischen Leben zu verhelfen. Obwohl die meisten von Ihnen jedoch sicher nicht vorhaben, professionelle Empathen zu werden, können Sie lernen, Ihre intuitiven Kräfte zu stärken und Ihrer Beziehung neue Energie zu geben.

Die Merkmale eines empathischen Menschen

Auch wenn Frauen nonverbale Signale bekanntermaßen besser deuten als Männer, können beide Geschlechter ihre empathischen Fähigkeiten schulen, damit ihre Beziehung glücklicher wird. Manche Männer scheinen jedoch die geborenen Empathen zu sein. So glaubt zum Beispiel Karen, dass sie sich in Dan verliebt hat, als sie ihn am Arbeitsplatz kennen lernte. Er ist Geschäftsführer einer Videothek, ein offener, freundlicher Mann und begabt darin, hinter die Fassade anderer Menschen zu blicken. Ohne jeden Druck regt er seine Mitarbeiter dazu an, den Kunden Filme vorzuschlagen und mit ihnen zu kommunizieren. „Mir gefiel es sehr gut, wie Dan die Gefühle anderer Leute deutete und uns inspirierte, unser Bestes zu geben“, sagt Karen. Sie ist beeindruckt davon, wie Dan die Stimmungen seiner Mitarbeiter erspürt. An schlechten Tagen verändert er die Atmosphäre im Laden eindeutig zum Positiven, indem er mit seinen Mitarbeitern spricht und auf ihre emotionale Befindlichkeit eingeht.

ÜBUNG: TESTEN SIE IHRE LIEBESEMPATHIE

Die folgende Übung wird Ihnen helfen, den Grad Ihrer Liebesempathie zu ermitteln. Links von den Aussagen, mit denen Sie am ehesten übereinstimmen, tragen Sie ein „M“ für ‚meistens’ ein, stimmen Sie nur hin und wieder zu, schreiben Sie ein „H“ für ‚hin und wieder’, und falls Sie die betreffende Aussage ganz und gar ablehnen, schreiben Sie ein „N“ für Nein. Je mehr „M“s Sie eintragen, desto mehr Liebesempathie besitzen Sie und desto besser drücken Sie sie aus. Falls kein einziges „M“ in der Spalte erscheint, lesen Sie weiter. Sie müssen dringend an Ihrer Empathiefähigkeit in Sachen Liebe arbeiten.

____ Mich fasziniert die Welt der Gefühle.
____ Ich versuche, sensibel für die Gefühle meines Partners zu sein.
____ Ich bin gut darin, Stimmungswechsel und subtile emotionale Veränderungen meines Partners zu erkennen.
____ Ich bin für meinen Partner da, um mit ihm zu reden und ihm zuzuhören.
____ Ich bemühe mich um Ausgewogenheit und Urteilsfreiheit, wenn ich meinem Partner zuhöre, und versuche, ihn nicht zu unterbrechen.
____ Selbst wenn ich mit der Meinung und dem Verhalten meines Partners nicht einverstanden bin, versuche ich die Ursachen dafür zu verstehen.
____ Mein Partner und ich sprechen oft und lange miteinander.
____ Ich gebe meinem Partner Wärme und Unterstützung.
____ Ich versuche, die Welt mit den Augen meines Partners zu sehen.

Liebesempathie ist – wie Empathie am Arbeitsplatz oder gegenüber Ihren Kindern und Freunden – die Fähigkeit, die

Gefühlswelt eines anderen Menschen zu betreten, sein Gegenüber zu verstehen und eine harmonische Beziehung auf der Basis gegenseitiger Anteilnahme zu schaffen. Liebesempathische Menschen haben das starke Bedürfnis, mit ihrem Partner zu kommunizieren und tiefen emotionalen Kontakt zu ihm aufzunehmen. Was bedeutet das nun praktisch?

Es heißt, dass Anliegen und Probleme erörtert werden, dass man Gefühle und Emotionen wahrnimmt und auf sie achtet. Beziehungen, in denen das geschieht, besitzen eine Leichtigkeit, ohne dabei oberflächlich zu sein. Anstelle von Vorspiegelungen falscher Tatsachen regiert Vertrauen. Es herrscht ein gegenseitiges Geben und Nehmen, und die Beziehung ist von einem großzügigen und altruistischen Geist durchdrungen. Ein Partner ist weder der Sklave des anderen noch der Sklave der Beziehung als solcher.

Emotionales Fließen und Spiegeln

Am Anfang Ihrer Beziehung kommt es Ihnen und Ihrem Partner vermutlich darauf an, körperlichen und emotionalen Kontakt herzustellen. Sie hören sich aufmerksam zu und hängen einander an den Lippen, um sich ja jedes Wort zu merken. Ihre Chemie und ihre jeweiligen Vorlieben und Abneigungen sorgen für Anziehungskraft und schaffen Gemeinsamkeit. So sagt Jack zum Beispiel über Judy, er habe sich sofort von ihr angezogen gefühlt, weil „sie mich so sehr an mich selbst erinnert hat“. Zwei Menschen, die sich ähnlich sind, mögen sich für gewöhnlich auch.

Wenn sich zwei Liebende näher kennen lernen, passen sie sich zumeist dem Fließen und Rhythmus des anderen an. Spiegeln bedeutet, dass man sich in möglichst vielen Bereichen dem Rhythmus des Partners angleicht. Wenn Sie jemanden spiegeln, heißt das, dass Sie ähnlich sprechen, ähnlich sitzen und sich sexuell ähnlich verhalten wie er. Der Grad der Nähe, den

Sie und Ihr Partner während Ihrer Beziehung erreichen, hängt zum Teil von Ihrer Fähigkeit ab, die emotionale Befindlichkeit, die Körpersprache, die Art des Zuhörens sowie Wertvorstellungen und Meinungen des anderen zu reflektieren.

Empathie trägt ebenfalls zum emotionalen Fließen bei, das – wie Fließ-Erfahrungen im Allgemeinen – normalerweise stattfindet, wenn man läuft, schreibt, redet oder sich liebt. Durch Fluss und absolute Gemeinsamkeit bleibt die Zeit stehen. Man lebt sorgenfrei in der Gegenwart und ist nur auf sich selbst, den Partner oder die eigene Kreativität konzentriert. Das Fließen in einer Beziehung resultiert daraus, dass Sie Ihren Partner als Persönlichkeit und ohne Projektionen Ihrer Fantasie erleben. Wo Fließen ist, da sind auch klare Kommunikation sowie ein Gefühl der Gelassenheit und des Vertrauens, das es beiden Partnern gestattet, emotionale Energien wie Liebe, Zärtlichkeit und Zuneigung offen und uneingeschränkt auszudrücken. Das emotionale Fließen ermöglicht auch ein geborgenes, ruhiges Schweigen. Man kann auch zusammen glücklich sein, ohne dabei viel zu reden.

Emotionales Spiegeln

Wenn Ihr Partner niedergeschlagen ist, sind ein kräftiger Klaps auf den Rücken und ein „Kopf hoch“ absolut fehl am Platz und stören Ihr emotionales Fließen. Ihr Partner wird Ihnen Ihre mangelnde Sensibilität und Ihre Ignoranz gegenüber seinen Gefühlen übel nehmen. Das können Sie verstehen, weil Sie sicher bereits ähnliche Erfahrungen gemacht haben. Bestimmt gab es auch Momente, in denen Sie lieber allein sein, lesen oder Musik hören wollten, es aber nicht konnten, da Ihr Partner aufgeregt ins Zimmer platzte und sich unbedingt etwas von der Seele reden wollte. Ein Gespräch oder ein Streit hatte Ihnen in diesem Moment jedoch gerade noch gefehlt, und Sie wünschten sich nichts sehnlicher, als dass Ihr Partner Sie in Ruhe ließe, damit Sie sich bei einer Tasse Tee entspannen konnten.

Um zu vermeiden, dass Sie Ihren Partner überrumpeln, müssen Sie für seine Gefühle sensibel sein und sich dementsprechend verhalten. Wirkt Ihr Partner traurig, versuchen Sie nicht, ihn mit gut gemeinten Scherzen aufzuheitern. Sagen Sie stattdessen: „Schatz, dir scheint es ja wirklich mies zu gehen. Möchtest du mir nicht erzählen, was los ist?“ Eine Frage wie diese wertet die Gefühle Ihres Partners auf und vermittelt die Botschaft, dass Sie zuhören, sich für ihn interessieren und auf seinen emotionalen Zustand eingehen. Außerdem ermuntert sie ihn, offener über seine Probleme zu sprechen. Das heißt nicht, dass Ihr Partner in diesem Moment eine Lösung für seine Schwierigkeiten suchen wird. Doch wenn er sieht, dass Sie sich auf seine Stimmung einlassen wollen, wird er eher bereit sein, darüber zu reden.

Spiegeln von Körperhaltung, Mimik und Gestik

Ihre Mimik, die Art, wie Sie Blickkontakt zu Ihrem Partner aufnehmen, Ihre Körperhaltung, wo Ihre Hände liegen und sogar Ihre Atmung teilen Ihrem Partner Ihren emotionalen Zustand mit. Was möchte er Ihnen zum Beispiel vermitteln, wenn er die Hände über dem Bauch verschränkt? Auf diese Frage gibt es keine richtige oder falsche Antwort, doch es steht fest, dass er offenbar eine Barriere errichten oder sich unbewusst selbst schützen will. Je empfänglicher Sie für die Gefühle Ihres Partners sind, desto besser können Sie auch seinen Gesichtsausdruck und seine Bewegungen verstehen. Allerdings genügt es nicht immer, die Körpersprache zu deuten.

Ganz gleich, welche nonverbalen Signale Sie auffangen: Um Missverständnisse zu vermeiden, müssen Sie auch verbal Kontakt zu Ihrem Partner aufnehmen. So könnten Sie möglicherweise beginnen: „Du scheinst dich zu ärgern. Ist etwas passiert?

Ich würde wirklich gerne hören, was du zu sagen hast." Der zweite Schritt besteht darin, sich zu vergewissern, dass Sie Ihren Partner auch wirklich richtig verstehen, da Körpersprache nicht immer eindeutig ist. Wenn Ihr Partner wie in dem oben genannten Beispiel die Hände verschränkt, kann die Interpretation stimmen: Es könnte sich um das Erzeugen von Abstand oder um eine unbewusste Barriere handeln. Die Hände vor dem Bauch könnten aber genauso gut auf Magenschmerzen oder das Bedürfnis hinweisen, sich die Hände zu wärmen. Gehen Sie also auf Nummer sicher, und verlassen Sie sich nicht auf Mutmaßungen.

Übung: Spiegeln Sie die Körpersprache Ihres Partners

Daniel Goleman verweist in seinem Bestseller auf die Arbeiten von Robert Levenson, einem Wissenschaftler an der University of California in Berkeley, der die Physiologie des emotionalen Bezugs in der Ehe untersucht hat. Levenson hat bewiesen, dass ein Partner, der die Körpersprache und Mimik seines Gegenübers spiegelt, einen Kontakt herstellt, der irgendwann zu einer Angleichung von Pulsschlag und Blutdruck bei beiden führt. Körperspiegeln stellt man sich am besten so vor, dass man die Körpersprache seines Partners auf ihn reflektiert.

Vorsicht: Halten Sie sich stets vor Augen, dass sich ein Großteil des Körperspiegelns vom Kinn aufwärts abspielt, zum Beispiel durch die Kopfhaltung oder eine bestimmte Art und Weise, die Hand ans Kinn zu legen. Körperspiegeln darf auf keinen Fall mit bloßem Nachäffen verwechselt werden. Einfaches Imitieren würde lächerlich und auf Ihren Partner vermutlich beleidigend wirken und dem Ziel, emotionalen Kontakt herzustellen, entgegenwirken.

Experimentieren Sie mit verschiedenen Techniken des Körperspiegelns und halten Sie die Ergebnisse in Ihrem Tagebuch fest. Seien Sie dabei so subtil, wie Sie nur können. Wenn möglich verraten Sie Ihrem Partner nichts davon, bis Sie die Übung mindestens fünfmal durchgeführt und seine Reaktionen niedergeschrieben haben.

Das Ganze funktioniert folgendermaßen: Wenn Ihr Partner die Arme verschränkt, verschränken Sie Beine oder Knöchel. Wenn er den Kopf in die Hände stützt, berühren Sie Ihr Kinn. Steckt er die Hände in die Taschen, tun Sie dasselbe oder legen sie in den Schoß. Selbstverständlich dürfen Sie es nicht übertreiben und die Körpersprache Ihres Partners offensichtlich nachahmen. Doch wenn Sie dabei dezent vorgehen, kann diese Übung dazu beitragen, größeren emotionalen Kontakt und Harmonie zu Ihrem Partner aufzubauen.

Den emotionalen Tonfall verstehen: die Gefühle hinter den Wörtern

Das Anpassen des Tonfalls und des Sprechtempos ist eine weitere Methode, den Kontakt zu Ihrem Partner zu vertiefen. Tonfall und Tempo haben allerdings nichts mit dem Inhalt des Gesagten zu tun. Der Großteil einer Botschaft wird dadurch vermittelt, wie Sie etwas mitteilen, also durch Lautstärke, Hebungen und Senkungen, Tonfall und Sprechrhythmus. Die Normen für Sprechgeschwindigkeit und Lautstärke unterscheiden sich von Kultur zu Kultur. Die meisten Menschen reden in einer Geschwindigkeit, in der sie sich selbst gerne zuhören. Schnelles Sprechen kann auf Aufregung, Nervosität oder Angst hinweisen. Eine verlangsamte, stockende oder unregelmäßige Sprechweise kann bedeuten, dass der Betreffende aufgebracht oder zornig ist. Eine wohlmodulierte Sprache ist ein Zeichen von Selbstbewusstsein und Gelassenheit.

Das Spiegeln von Wertvorstellungen und Meinungen

Die Wertvorstellungen und Meinungen Ihres Partners zu spiegeln heißt, dass Sie diese weder herabwürdigen noch lächerlich machen oder auf sonst eine Weise abwerten, insbesondere wenn sie von den Ihren abweichen. Stattdessen hören Sie zu und versuchen zu verstehen und nachzuvollziehen, was Ihr Partner sagt, und zwar ohne voreilig zu schlussfolgern. Sind Sie nicht seiner Meinung, schneiden Sie ihm weder das Wort ab, noch stimmen Sie um des lieben Friedens willen zu.

Geben Sie sich Mühe, die Wörter „nein“ oder „aber“ vor einer Aussage oder Antwort zu vermeiden, weil sie damit alles zuvor Gesagte entwerten. Erwidern Sie zum Beispiel nicht: „Nein, diesen Film mag ich wirklich.“ Mit der Äußerung: „Du siehst heute wirklich gut aus, aber deine Schuhe gefallen mir nicht so sehr“, machen Sie Ihr Kompliment im selben Augenblick zunichte und sind auf verletzende Weise ehrlich. Oft wird Ihr Partner nur den negativen Teil Ihrer Bemerkung wahrnehmen. Es ist auch ratsam, den Partner nicht mit zu vielen Fragen zu bombardieren, weil er sich sonst fühlt wie bei einem Polizeiverhör. Klare Aussagen vermitteln die Botschaft, dass Sie wissen, was Sie wollen, und das auch ausdrücken können. Wenn Sie mit Ihrer Meinung hinter dem Berg halten und sich aufs Fragenstellen beschränken, begeben Sie sich in die Position des unterlegenen Partners. Außerdem ist es ratsam, nicht zu rasch beleidigt zu sein oder sich um des Kaisers Bart zu streiten.

Probleme teilen

Einander Probleme mitzuteilen und sie gemeinsam zu lösen kann eine Beziehung enorm stärken und ist ein Anzeichen für Liebesintelligenz. Wer seine Schwierigkeiten für sich behält, erzeugt Abstand zu seinem Partner, der dies auch bald bemerken wird. Beziehungsprobleme drehen sich normalerweise um

Geld, Organisationsfragen, persönliche Gewohnheiten, die einen der beiden Partner ärgern, Intimität, Vertrauen, Engagement, Krankheit, Schwierigkeiten mit den Schwiegereltern oder anderen Verwandten, Kindererziehung, berufliche Krisen, Streit mit Freunden und so weiter.

Empathisches, urteilsfreies Zuhören

Zuhören ist eine Kunst, eine Fähigkeit und eine Disziplin. Und wenn es darum geht, dem eigenen Partner zuzuhören, wird all das doppelt so wichtig. Wie jede Disziplin kann auch das gute Zuhören erlernt werden. Zuerst müssen Sie sich allerdings die Grundlagen des urteilsfreien Zuhörens aneignen. Das heißt, Sie müssen die Techniken der schweigenden Aufmerksamkeit und des interessierten Lauschens kennen und in der Lage sein, Empathie auszudrücken, nachdem Sie das Gesagte gehört haben.

Urteilsfreies, empathisches Zuhören liegt dann vor, wenn Sie Ihre eigenen Bedürfnisse eine Weile zurückstellen und sich voll und ganz auf Ihren sprechenden Partner konzentrieren. Sie müssen lernen, ihm zuzuhören und dabei auf nonverbale Signale wie Mimik, Körperhaltung und Tonfall zu achten. Zuhören ist nur dann mehr als akustische Wahrnehmung, wenn Sie Ihre volle Aufmerksamkeit dem Gesagten und der Art und Weise, wie es ausgedrückt wird, schenken.

Achtung: Wenn Sie zuhören, dürfen Sie nicht schon über Ihre Antwort oder Ihre Reaktion nachdenken. Während Ihr Partner spricht, hören Sie nur zu. Es gibt nichts Entmutigenderes, als seinem Partner etwas Wichtiges mitteilen zu wollen und dabei festzustellen, dass er einen zwar akustisch wahrnimmt, aber nicht richtig zuhört.

Sie können zeigen, dass Sie Ihrem Partner zuhören, indem Sie:

- mit Körpersprache Empfangsbereitschaft ausstrahlen,
- seine Aussage paraphrasieren,
- um Erläuterungen bitten,
- Blickkontakt aufnehmen,
- aufmerksam nicken.,
- sich zu Ihrem Partner hinüberbeugen,

Sie hören Ihrem Partner zu, um:

- Ihre Unterstützung zu zeigen und ihm zu helfen, seine Gefühle auszudrücken.,
- zu demonstrieren, dass Sie für seine Aussage offen sind,
- Ihnen beiden die Möglichkeit zu geben, zu sprechen und gehört zu werden,
- Fragen zu stellen und um Erklärungen bitten zu können,
- Vermutungen nachzuprüfen,
- Missverständnisse oder Irrtümer aus dem Weg zu räumen,
- eine Aussage Ihres Partners zu paraphrasieren oder zu wiederholen,
- durch Schweigen zum Sprechen zu ermuntern,
- zu wissen, wann eine Debatte beendet und ein Kompromiss gefunden werden muss.

Sie zeigen Ihrem Partner, dass Sie zuhören, wenn Sie:

- ihn nicht unterbrechen,
- aufpassen,
- unterstützende Körpersprache einsetzen,
- Gefühle und Bemerkungen paraphrasieren.

Die folgenden Verhaltensweisen werden Ihrem Partner helfen zu verstehen, was Ihnen wichtig ist, wie Sie zu Dingen stehen und woher Ihre Ansichten kommen:

- Stellen Sie nachdrückliche Fragen und bitten Sie um Erläuterungen, zum Beispiel: „Was meinst du damit?“ Wenn Sie etwas noch immer nicht verstanden haben, fragen Sie erneut nach.
- Wiederholen Sie, was er gesagt hat. Fassen Sie den Kern der Aussage zusammen, aber formulieren Sie es positiv.
- Verzichten Sie auf Sarkasmus oder emotional aufgeladene Formulierungen.
- Versuchen Sie, immer „ich“, anstelle von „du“ zu sagen, also nicht: „Wenn du das tust ... sorgst du dafür, dass ich mich ... fühle“, sondern: „Wenn du das tust, fühle ich mich ... „ Übernehmen Sie die Verantwortung für Ihre eigenen Gefühle. Dann hat er nicht mehr den Eindruck, sich verteidigen zu müssen.
- Sprechen Sie eindeutig und direkt mit ihm. Vergewissern Sie sich, dass er Sie nicht missverstanden hat. Fragen Sie ihn, was er von dem eben Gesagten hält, um sicherzugehen, dass Ihre Botschaft auch richtig angekommen ist.

Wenn Sie gebannt lauschen, ohne selbst etwas zu sagen oder zu unterbrechen, kann Ihr Partner Dampf ablassen und wieder einen klaren Kopf bekommen. Er wird Ihnen später dafür dankbar sein. Außerdem müssen Sie ihm mitteilen, dass Sie seine starken Gefühle zu einem bestimmten Thema verstehen. Wenn Ihr Partner Ihnen etwas Wichtiges erzählt und Ihre ungeteilte Aufmerksamkeit bekommt, fühlt er sich sichtbar und wahrgenommen. Um einen tiefen Kontakt herzustellen, müssen Sie beide Ihre starken Gefühle anerkennen und sogar ausleben. Sie können Ihren Partner ermutigen, seinen Emotionen Luft zu machen, und ihm zeigen, dass Sie dafür Verständnis haben, indem Sie liebesintelligente Sätze verwenden wie: „Ich verstehe, was du sagst.“ „Da hast du ganz Recht.“ „Mir ist klar, wie wichtig dir das ist.“ „Ich kann nachvollziehen, wie du darauf kommst.“

Aktives Zuhören und aufmerksames Antworten sind Fähigkeiten, die man leider nicht in der Schule lernt. Es ist nicht schwierig, sie zu erwerben, bedarf allerdings ein wenig Übung. Anfangs mögen Sie es als ungewohnt, unangenehm oder sogar gekünstelt empfinden, doch bald wird es Ihnen in Fleisch und Blut übergehen. Üben Sie diese Techniken mit Ihrem Partner, mit Freunden und Kollegen und mit Ihren Kindern. Ihre Kommunikationsfähigkeiten und Ihre Liebesintelligenz werden sich verbessern.

Partner mit wenig oder ohne Empathie

Die oben beschriebenen Zuhör- und Antworttechniken funktionieren nur mit einem Partner, dessen Emotionen und Persönlichkeit sich innerhalb eines normalen Rahmens bewegen. Doch möglicherweise sind Sie ja an jemanden geraten, der seine intuitiven Fähigkeiten gegen Sie verwendet, um Ihr Selbstbewusstsein zu untergraben. Was können Sie tun, wenn Sie mit jemandem zusammen sind, der manipulativ, auf destruktive Weise intuitiv, seinen eigenen Gefühlen entfremdet und gleichgültig gegenüber Ihren Emotionen ist?

Alexithymiker

Daniel Goleman nennt den empathielosen Menschen „Mann ohne Gefühl". In der Psychiatrie bezeichnet man diesen Zustand als Alexithymie. Der Begriff beschreibt Menschen, deren Innenleben oberflächlich oder gar nicht existent ist, ein Phänomen, das nach allgemeiner Auffassung aus einem psychischen Problem resultiert. Sie sollten wissen (und das gehört zur emotionalen Übersichtigkeit), dass es Menschen gibt, die ausschließlich um sich selbst kreisen. Sie besitzen nicht die Spur von Empathie, benützen andere nur zur Durchsetzung ihrer egoistischen Bedürfnisse und verstehen weder ihre eigenen Gefühle noch die ihrer Mitmenschen. Sollten Sie diese Merkmale bei Ihrem zukünftigen Partner erkennen, müssen Sie sich klar machen, dass dieses Verhalten manchmal körperliche, manchmal aber auch tief liegende psychische Probleme, wie zum Beispiel eine narzisstische Störung, bewirkt, die schwer zu behandeln sind.

Alexithymiker können Emotionen empfinden, sie drücken sie nur nicht aus und wissen nicht, was sie da fühlen. „Außerdem", schreibt Goleman, „fällt es Ihnen schwer, zwischen verschiedenen Gefühlen sowie zwischen Gefühlen und körperlichen Empfindungen zu unterscheiden." Deshalb gehen sie zum Arzt und klagen über körperliche Symptome, obwohl sie eigentlich psychisch und emotional leiden. Während Alexithymiker Schwierigkeiten mit emotionaler Sprache und Orientierung haben, fehlt Menschen mit einer schweren narzisstischen Persönlichkeitsstörung die Fähigkeit, sich in andere hineinzuversetzen oder Mitgefühl zu zeigen. Alexithymiker können nicht fühlen, Soziopathen oder Psychopathen keine Empathie an den Tag legen.

Soziopathen

Narzissmus kommt in einem breiten Spektrum vor, doch seine extremste Form ist die Psychopathie. Soziopathen und Psychopathen müssen nicht zwingend Kinderschänder oder Serienmörder werden. Es gibt sie in sämtlichen Lebensbereichen, Berufen und Gesellschaftsschichten. Es handelt sich dabei um Menschen, die nie die Verantwortung für ihr Verhalten übernehmen und auch gar nicht die Motivation besitzen, eine liebesintelligente Partnerschaft zu beginnen. Ihr Liebes-IQ ist extrem niedrig; ihre Beziehungen basieren stets auf Manipulation und Ausbeutung und dienen ausschließlich ihrem eigenen Vorteil.

Solche Menschen zeichnen sich vor allem durch ihren ausgesprochenen Charme und dadurch aus, dass sie ihr Gegenüber emotional und psychisch manipulieren. Sie sind ausbeuterisch, schlau und gerissen. Auch wenn sie den Anschein erwecken, zu Empathie und tiefen Gefühlen in der Lage zu sein, ist das alles nur Theater. Nachdem sie ihren Partner ausgepresst und ihn seiner Energien beraubt haben, lassen sie ihn fallen wie eine ausgequetschte Zitrone und suchen sich das nächste Opfer. Interessanterweise besitzen viele Narzissten einen gut entwickelten psychischen Radar, der die Schwachstellen und Verletzlichkeiten anderer rasch identifiziert und ausnutzt.

Einen Soziopathen muss man allein deshalb erkennen, um sich vor ihm zu schützen und so schnell wie möglich seinen Fängen zu entfliehen. Menschen mit hohem Liebes-IQ gehen keine Beziehung mit jemandem ein, der unter einer derartigen Störung leidet, und wenn doch, wird diese Freundschaft nicht von langer Dauer sein. Leider jedoch fallen Personen mit niedrigem Liebes-IQ häufig auf solche Leute herein, da Soziopathen ihr Bedürfnis nach Anerkennung zu befriedigen scheinen. Sie spielen den perfekten Partner, bis sie sich das Vertrauen ihres Opfers erschlichen haben, und beuten es dann gnadenlos emotional, gesellschaftlich und insbesondere finanziell aus.

Übersichtigkeit und Empathie

Die eigenen emphatischen Fähigkeiten sowie die Aufmerksamkeit gegenüber anderen zu schulen, ist der Schlüssel zur Liebesintelligenz. Da Empathie und Aufmerksamkeit klug und bewusst eingesetzt werden sollten, müssen Sie darauf achten, Ihre Zuneigung niemandem zu schenken, der Ihre Güte und Wärme nicht verdient hat. Deshalb ist es unbedingt wichtig, genau hinzuschauen und festzustellen, was für ein Mensch Ihr potenzieller Partner wirklich ist. Gehen Sie in sich, überprüfen Sie, was Ihnen merkwürdig erscheint, und nützen Sie Ihre Intuition, um Ihre emotionale Gesundheit zu schützen und überflüssige Enttäuschungen zu vermeiden. Lassen Sie nicht zu, dass andere Ihre Empathie missbrauchen, um Sie auszunutzen, indem sie an Ihre Offenheit appellieren. Wenn Sie sich stärker Ihrer selbst bewusst werden, lernen Sie, hinter die Fassade der Menschen zu blicken, die Ihnen verdächtig vorkommen.

So testete Dottie, eine Verwaltungsangestellte und begeisterte Tennisspielerin, potenzielle Partner stets auf dem Tennisplatz. Sie sagt: „Wie sich jemand auf dem Platz verhält, verrät eine Menge über seinen Charakter, seine Selbstbeherrschung, seine Umgangsformen, seine Rücksichtnahme und ob er sexistische Ansichten hat." Ihr Partner Jeff bestand den Test in allen Kategorien, da er mit Einsatz und engagiert spielte und sie nicht gewinnen ließ.

Rene, eine warmherzige, einfühlsame Immobilienmaklerin, war weniger erfolgreich. Sie nahm Ted nicht so genau unter die Lupe, ließ sich von seinem Charme und seiner sexuellen Attraktivität um den Finger wickeln und heiratete ihn nach einer achtmonatigen Beziehung. Drei Jahre später hatte er ihre sämtlichen Ersparnisse durchgebracht, eine Hypothek auf ihr Haus aufgenommen und sie mittellos zurückgelassen. Hätte Rene ihre Hausaufgaben gemacht, hätte sie gewusst, dass Ted die Angewohnheit hatte, das Vermögen seiner Ehefrauen zu verprassen, bevor er sich von ihnen trennte. Übersichtigkeit, genaues Hinsehen und Aufmerksamkeit gegenüber Teds Manipulationen hätten ihr vermutlich viel psychisches Leid und finanzielle Verluste erspart.

Emotionale Lesefähigkeit und der ständige Tanz der Empathie innerhalb einer Beziehung bedeutet, den Charakter und die Absichten des Partners verstehen, seine Stimmungen und seine Befindlichkeit deuten und selbst starke und positive emotionale Signale senden zu können. Bei Daniel Goleman heißt das, den emotionalen Inhalt der Beziehung in eine Richtung zu „treiben", die Ihnen beiden Kraft gibt.

KAPITEL 8

EMOTIONEN UND INTIMITÄT

Warum fällt es uns so leicht, über den Orgasmus zu sprechen, und gleichzeitig so schwer, über unsere tiefsten Gefühle, Emotionen, Träume, Hoffnungen und Zukunftspläne zu reden?
MICHAEL F. SHAUGHNESSY, *SEXUELLE UND EMOTIONALE INTIMITÄT*

Einige behaupten, dass jede Beziehung eine erotische oder sexuelle Dimension habe und man sich automatisch denjenigen Menschen zuwende, die einem auf verschiedenen Ebenen – einschließlich der erotischen – anziehend erscheinen. Wenn man jemanden, selbst platonisch, sympathisch findet, ist immer auch ein kleiner Funke sexueller Spannung oder körperlicher Anziehungskraft im Spiel. Unter anderem aus diesem Grund gehen emotionale und sexuelle Intimität so häufig Hand in Hand.

Neigen Sie dazu, sexuelle Intimität mit emotionaler Intimität und liebevoller Nähe zu verwechseln? Für viele sind Zuneigung, emotionale und sexuelle Intimität untrennbar miteinander verbunden. Intimität und Sex gehören für sie zusammen, und Zuneigung wie emotionale Nähe können nur innerhalb einer Liebesbeziehung existieren. Doch keine dieser Annahmen ist richtig. Es ist durchaus möglich, auch ohne emotionale Intimität sexuellen Kontakt mit einem Menschen zu haben, genauso wie man emotional intim mit jemandem sein kann, ohne dass

Sex eine Rolle spielt. Der Satz „Ich begehre dich“ bedeutet etwas anderes als „Ich liebe dich“.

Wie Sie sich aus Kapitel 2 erinnern werden, bezeichnet man intensive sexuelle ohne emotionale Intimität als Vernarrtheit. Eine Kombination aus emotionaler und sexueller Intimität sowie Zuneigung hingegen ist liebesintelligente Liebe. Dies bedeutet weder übergroße Vernarrtheit noch blinde Hingabe, sondern ein Sicheinlassen auf den Partner. In dem daraus entstehenden Freiraum kann gemeinsame sexuelle und emotionale Intimität wachsen, während jeder von Ihnen beiden gleichzeitig auch andere enge Freundschaften pflegt.

Frauen und Männer, die verschiedene enge Freundschaften mit anderen Menschen, zum Beispiel ihren erwachsenen Kindern, anderen Verwandten, Freunden, Kollegen, Internetbekanntschaften etc. unterhalten, verhindern das Aufstauen giftiger Emotionen innerhalb ihrer Beziehung, indem sie ihrem Partner einen Teil des emotionalen Drucks abnehmen. Wer nicht nur mit dem Partner, sondern auch mit anderen Menschen über vertrauliche Themen sprechen kann, der kann auf entspannte Weise eine Menge lernen.

Liebe und Sex

In den letzten Jahrzehnten ist Sex in unserer Gesellschaft zu einem Allgemeingut geworden, und wir stolpern auf Schritt und Tritt über dieses Thema. Die neue Offenheit hat den Sex aus den Schlafzimmern in die Medien geholt, was uns die Möglichkeit gibt, ehrlicher darüber zu sprechen, einen höheren Grad der sexuellen Zufriedenheit zu erreichen und sexuelle Störungen bei beiden Geschlechtern direkter anzugehen.

Obwohl viele diese neue Unverblümtheit als einen Niedergang der Moral beklagen und auf das alte Rom kurz vor dem Untergang verweisen, betrachten andere die sexuelle Revolution als noch nicht abgeschlossen. Diese begann zwar bereits in den Zwanzigerjahren nach dem Ersten Weltkrieg, konnte sich aber erst seit Erfindung der Pille in den Sechzigerjahren richtig durchsetzen. Hatten die Frauen einmal die Kontrolle über ihre eigene Fruchtbarkeit gewonnen, gab es kein Zurück mehr. Laut Professor Michael F. Shaughnessy führte diese Situation deshalb zu Problemen, weil Studenten zwar alles über Sex lernen, aber praktisch nichts über die Liebe wissen. Er vertritt die Auffassung, dass insbesondere in der amerikanischen Kultur und dem dortigen Bildungssystem in Bezug auf die Einstellung gegenüber Intimität eine starke Zweiteilung besteht.

In der Highschool lernen die Schüler zwar etwas über ihre Fortpflanzungsorgane und wie man eine Schwangerschaft verhindert, doch sie erfahren nichts darüber, wie man seine Gefühle mitteilt oder emotionale Intimität pflegt. In den Toiletten hängen Kondomautomaten, doch die Worte „Ich liebe dich" bleiben für viele ein Geheimnis. Andere hingegen setzen sie ausschließlich dazu ein, um sexuelle Zuwendung zu erhalten, ohne dass sie für sie eine tiefere Bedeutung hätten.

Professor Shaughnessy hat gar nicht so Unrecht. Wir sind umgeben von Aufklärungsunterricht, Büchern, Ratgebern, Sex- und Pornofilmen, dem Internet, Talkshows, Kondomautomaten, Zeitschriften und dem Fernsehen. Jeder Bereich der menschlichen Sexualität, jede persönliche Neigung und Praktik und jede vorstellbare Krankheit werden in der Öffentlichkeit wieder und wieder behandelt. Doch erst durch Bücher wie *Emotionale Intelligenz* und ähnliche Werke begreifen wir allmählich, dass Jugendliche und Erwachsene ebenso viel – wenn nicht sogar mehr – über die Kunst der emotionalen Intimität lernen müssen wie über sexuelle Körperfunktionen.

Was ist sexuelle Intimität?

Sexuelle Intimität kann der ultimative Ausdruck romantischer Liebe oder der emotionslose Kontakt einer Prostituierten mit einem einsamen Reisenden sein, der sexuelle Befriedigung sucht. Sexuelle Intimität meint ein ganzes Spektrum von Verhaltensweisen, vom Händchenhalten bis hin zum Berühren, Küssen, Umarmen und sexuellen Praktiken, die zu Erregung, Befriedigung und Orgasmus führen. Sexuell intime Partner können sich schon jahrelang kennen und mit jeder Nuance der sexuellen Vorlieben des anderen vertraut sein. Vielleicht haben sie sich auch erst vor ein paar Stunden in einer Kneipe kennen gelernt. Menschen auf der Suche nach sexueller Intimität können Jugendliche sein, die zum ersten Mal ihre Sexualität erkunden. Möglicherweise sind es auch zwei Menschen, die nach dem Tod ihrer Ehepartner eine längst vergangene Jugendliebe wieder aufleben lassen.

Die unzählbaren sexuellen Begegnungen, die sich tagtäglich ereignen, können für beide oder nur einseitig befriedigend, gewaltsam, anonym, beklommen oder voller Leichtigkeit und Lachen sein. Sexuelle Intimität kann sich am Telefon oder im Cyberspace abspielen und mit oder ohne Hilfe von verbaler Kommunikation vonstatten gehen. Erfahrene Liebhaber kommunizieren vielleicht direkt mit ihrem Partner und erklären ihre Vorlieben, Bedürfnisse, Sehnsüchte und Gefühle, die sie dann in ihr Liebesspiel einfließen lassen. Möglicherweise lieben sie sich auch schweigend, da sie im Voraus darüber gesprochen haben, was sie sich wünschen. Andere Paare sind schüchterner, und es fällt ihnen schwer, ihre Fantasien und Sehnsüchte in Worte zu fassen.

Authentische und nicht authentische Sexualität

Ein emotional und liebesintelligenter Mensch ist sinnlich, sexuell mitteilsam und offen für das Spektrum der Gefühle, die seine Sinne und sein Körper ihm zugänglich machen. Er kann „nein“ sagen, wenn er keine Lust hat, und deutlich äußern, was ihm Befriedigung verschafft. Mit seinem Partner geht er großzügig und ehrlich um und spielt während des Liebesakts kein Theater. Er betrachtet aufrichtige Geschlechtlichkeit als den körperlichen Ausdruck seiner emotionalen Intelligenz. Seine Sinnlichkeit ist fließend und flexibel. Er hängt nicht an festgeschriebenen Rollen und in Zeitschriften, im Fernsehen oder in Filmen dargestellten Abläufen.

In anderen Worten setzt eine Frau mit hohem Liebes-IQ ihre Sexualität nicht dazu ein, Männer zu provozieren oder sich bei ihnen beliebt zu machen. Sie bevorzugt ein Sexualleben, das ihr und ihrem Partner Befriedigung verschafft. In der Sexualität ist sie spontan und natürlich, nicht gekünstelt und gezwungen. Sie verliert beim Sex nicht ihre Selbstachtung und bewahrt ihre einzigartige Identität. Wie beim Ausdruck ihrer übrigen Emotionen ist sie auch in der Sexualität offen, direkt und auf ihren Partner bezogen. Sie achtet auf die Bedürfnisse ihres Partners ebenso wie auf ihre eigenen. Vor allem ist sie bereit, sexuelle Probleme offen und empathisch zu besprechen. Weil sie sich über sexuelle und Beziehungsthemen auf dem Laufenden hält, weicht sie Schwierigkeiten nicht aus, sondern schafft sie gemeinsam mit ihrem Partner aus der Welt.

Sexualisieren Sie alle Ihre Beziehungen mit dem anderen Geschlecht?

Durch unsere Kultur, die Medien, manche Eltern und auch andere Autoritätspersonen werden Jungen und Männer dahin gehend sozialisiert, alle Mädchen und Frauen zu sexualisieren und als Objekte zu betrachten. Die psychologische Evolutionstheorie bestätigt diese Ansätze, indem sie die Auffassung vertritt, dass Männer biologisch darauf programmiert sind, auf alle Frauen sexuell zu reagieren, um den Fortbestand unserer

Art zu sichern. Doch wenn ein Mann jede Frau, die er begegnet, auf ihr Potenzial als Sexualpartnerin abklopft, beraubt er sich der Möglichkeit anderer Arten von Beziehung mit ihnen, wie zum Beispiel als Freundin, Kollegin, Mentorin oder Studentin.

Auch manche Frauen wurden dahin gehend sozialisiert, jede Beziehung unter sexuellen Gesichtspunkten zu beurteilen. Dass sie jegliche Form von Aufmerksamkeit, Freundschaft oder Zuneigung, die ein Mann ihnen entgegenbringt, sexualisieren, ist ein Zeichen emotionaler Bedürftigkeit. Vielleicht wurden sie als Mädchen sexuell missbraucht oder belästigt. Mädchen und Frauen, die sexuellem Missbrauch ausgesetzt waren – auch wenn es sich „nur" um die anzüglichen Bemerkungen ihres Vaters handelte –, neigen dazu, sexuelle Aufmerksamkeit mit Liebe zu verwechseln. Lisa, eine New Yorker Publizistin, deren Alltag mit ihrem Vater von sexuellen Untertönen geprägt war, gibt zu, dass sie jeden Mann in ihrem Umfeld, sei es nun ein Vorgesetzter, ein Kollege oder der Partner einer Freundin, automatisch sexualisiere.

Wer aufrichtig freundschaftlich gemeinte Gesten sexualisiert und lockere Bekanntschaften als Vorstufen einer sexuellen Beziehung deutet, stellt Mutmaßungen an und schafft gewisse Erwartungen. Dies wiederum beflügelt die Fantasie, und schwere Enttäuschungen sind vorprogrammiert. Die folgende Geschichte schildert auf traurige Weise, wie so etwas ablaufen kann.

Jim und Melissa

In der Kirche saß Melissa immer neben Jim. Die beiden jungen Leute waren unverheiratet, und Jim erwies sich als ein freundlicher, interessierter Zuhörer, dem die Plaudereien vor und nach dem Gottesdienst sichtlich Spaß machten. Allerdings trafen sich die beiden nie außerhalb der Kirche und sprachen nur selten über ihr Privatleben. Jim hatte eine Beziehung mit einer Frau, die er sehr liebte, und betrachtete Melissa lediglich als gute Bekannte. Bei Melissa hingegen setzte sich die Vorstellung fest, dass es sich bei ihren Begegnungen in der Kirche um Verabredungen handelte. Sie malte sich aus, dass sie beim jährlichen Gemeindeausflug mit Jim reisen und nach dem Abendessen in seinem Zimmer landen würde. Bald verbrachte sie viel Zeit damit, diese Fantasie auszuschmücken. Ihre Hoffnungen wuchsen immer mehr.

Obwohl Melissa am Tag des Gemeindeausflugs sah, wie Jim mit seiner Freundin in den Bus stieg, weigerte sie sich zu verstehen, dass er wirklich eine Beziehung mit einer anderen Frau hatte. Erst als er bei ihrer Ankunft im Hotel ein Doppelzimmer verlangte, dämmerte ihr die Wahrheit, und sie wurde wütend. Irgendwann konnte sie nicht mehr an sich halten und machte ihm beim Abendessen eine peinliche Szene. Den restlichen Abend verbrachte sie weinend in ihrem Zimmer.

Indem Melissa Jims Aufmerksamkeiten missdeutete und ihr Liebesleben von ihren Fantasien bestimmen ließ, hatte sie sich selbst in eine unangenehme Situation hineinmanövriert, in der sie bitter enttäuscht worden war. Das soll nicht heißen, dass die Schuld ganz allein bei ihr lag. Vielleicht gehörte Jim ja zu der Sorte von Männern, bei denen Freundlichkeit immer gleich wie Flirten wirkt. Es gibt Männer wie auch Frauen, die ständig die Bestätigung brauchen, dass sie sexuell attraktiv sind. Wenn sie ein Mitglied des anderen Geschlechts mit ihrem Aussehen und ihrem Charme betören können, fördert das ihr Selbstbewusstsein, weil es ihnen das Gefühl vermittelt, dass „sie es noch drauf haben“.

Liebesintelligente Menschen betrachten ihre Sexualität und auch sich selbst differenzierter. Sie genießen die Freuden der Sexualität, sehen sie allerdings nur als einen Aspekt in ihrer Beziehung und ihrer Anziehungskraft als Mensch. Ihre Attraktivität entsteht aus ihrer emotionalen Tiefe, ihrer ethischen

Integrität und ihrem Sex-Appeal. Sie begreifen sich als Menschen mit vielen Dimensionen, nicht nur der sexuellen.

Was ist emotionale Intimität?

Emotionale Intimität bedeutet zunächst einmal, seine Gedanken und Gefühle offen zu äußern. Wer mit einem anderen Menschen emotional intim ist, gewährt ihm Einlass in seinen privaten emotionalen Raum. Man fühlt sich nicht von ihm bedroht, hat sich im Laufe der Zeit auf die Probe gestellt und gegenseitiges Vertrauen entwickelt.

Interessanterweise beginnt emotionale Intimität damit, dass man Intimität zu sich selbst entwickelt, erfährt, wer man wirklich ist, und die in Kapitel 4 beschriebene Reise zu sich selbst unternimmt. Eine Frau mit Liebesintelligenz kennt ihr eigenes Denken, ihre Fantasien, die Reaktionen ihres Körpers und weiß, was ihr Freude bereitet. Dieses Wissen ist der Schlüssel zu einem emotional und sexuell erfüllten Leben, vertieft die Beziehung zu ihrem Partner und gibt dieser mehr Bedeutung und Dauer.

Emotionale Intimität entsteht, wenn Sie Ihre tiefsten Gefühle und Ihre innersten Gedanken mit Ihrem Partner teilen. Viele Paare „lieben sich" in ihren Gesprächen, indem sie einander zuhören und sich absolut private und persönliche Dinge mitteilen. Einander uneingeschränkt „alles" zu sagen ist das Fundament der emotionalen Intimität. In einer Liebesbeziehung gibt es natürlich Überlappungen von sexueller und emotionaler Intimität, die den intimen Tanz des Paares ausmachen.

Emotionale Intimität und Grenzen

In jeder intimen Beziehung – insbesondere wenn sie noch jung ist – sind Ihre körperlichen und emotionalen Grenzen stets ein Thema. Die Frage ist, ob Sie durch diese Grenzen gegen Ihren

Partner eine zu hohe Mauer errichten und sich nie wirklich zeigen. Vielleicht aber ist diese Mauer auch zu löchrig oder existiert gar nicht, sodass sich Ihre Identität verliert und sich mit der Ihres Partners vermischt.

Das Thema Grenzen hat auch damit zu tun, wie viel Intimität Sie Ihrem Partner gegenüber ausdrücken oder nicht. Emotionale Intimität stabilisiert eine Beziehung, während ein Mangel daran sie schwächt oder sogar zu ihrem Scheitern führen kann. Fehlende Grenzen und eine unausgewogene Intimität können hingegen Ihre Identität bedrohen oder schwächen.

Übung: Wie sieht es bei Ihnen mit der Intimität aus?

Diese Übung wird Ihnen helfen, den Grad Ihrer Intimität gegenüber Ihrem Partner einzuschätzen. Tragen Sie, je nachdem, was Sie von einer Aussage halten, „R“ für richtig und „F“ für falsch ein.

Nachdem Sie die Fragen beantwortet haben, addieren Sie die Anzahl der „R“s und „F“s. Die Auflösung finden Sie im Anschluss an die Übung.

____ Ich erzähle die meisten meiner Geheimnisse meiner Freundin.
____ Bei jedem Mann, dem ich begegne, überlege ich, ob er als Partner in Frage kommt.
____ Ich sage mir oft: „Was mein Partner nicht weiß, macht ihn nicht heiß.“
____ Einige meiner engsten Freundschaften habe ich mit schwulen Männern.
____ Es ist mir peinlich, meinem Partner zu sagen, was mich sexuell erregt.
____ Ich sage es meinem Partner nicht, wenn ich einen anderen Menschen anziehend finde.

_____ Ich möchte von meinem Partner nicht hören, dass er einen anderen Menschen anziehend findet.
_____ Mit einer anderen Frau kann ich sofort emotional intim werden, aber in Gegenwart meines Partners verstumme ich wie ein Fisch.
_____ Ich verliere mich in Liebesbeziehungen stets selbst aus den Augen.
_____ Ich habe eine Internetaffäre.
_____ Meine intimste emotionale Beziehung habe ich mit einer anderen Frau oder einem anderen Mann, nicht mit meinem Partner.

Je öfter Sie „R“ eingetragen haben, desto niedriger ist Ihr Grad an Intimität gegenüber Ihrem Partner, da Sie Ihre emotionalen Bedürfnisse in der Hauptsache außerhalb Ihrer Beziehung befriedigen. Viele „F“s bedeuten, dass Sie und Ihr Partner einen hohen Grad an Intimität genießen. Obwohl liebesintelligente Frauen und Männer auch emotionale Intimität mit ihren engen Freunden, Therapeuten, Mentoren und Verwandten pflegen, ist die Primärquelle ihr Partner, wenn sie in einer festen Beziehung leben.

Intimität und emotionales Risiko

Emotionale Intimität ist eine riskante Angelegenheit, da Sie dabei auf Schutzmechanismen verzichten und Ihrem Partner Einblicke in Ihre Verletzlichkeiten und Ihre tiefsten Geheimnisse gewähren müssen. Wie eine Katze, die „ihrem“ Menschen nach einer Weile die Kehle hinhält, wenn sie gelernt hat, ihm zu vertrauen, zeigen Sie Ihrem Partner Ihre wunden Punkte. Sie verlassen sich darauf, dass er Sie als ganzen Menschen, einschließlich Ihrer Schwächen und Fehler, annehmen wird. Er wird Sie für das wertschätzen, was Sie sind, Ihr Vertrauen nicht enttäuschen, Ihre Geheimnisse für sich behalten und Sie nicht verurteilen. Sie glauben an den Charakter und den gesunden Menschenverstand Ihres Partners und daran, dass er Ihr Vertrauen nicht missbrauchen und sich nicht über Ihre Träume lustig machen wird.

Vertrauen baut sich auf, während Sie kleine Risiken mit einem Menschen eingehen. Wenn Ihr Partner dasselbe tut, fühlen Sie sich ermutigt, immer mehr preiszugeben und gemeinsam emotional weitere Risiken einzugehen. In je stärkerem Maße Sie beide das tun, desto stärker nehmen emotionales Wissen und gegenseitige Anteilnahme zu. Kurz gesagt ermöglicht eine liebesintelligente Beziehung es Ihnen, Sie selbst zu sein und sich in Gegenwart Ihres Partners wohl zu fühlen. Sie brauchen kein Blatt vor den Mund zu nehmen und können sich offen und ehrlich äußern. Meistens fühlen Sie sich geliebt und verstanden, und Ihr Partner und Sie akzeptieren, dass es Bereiche gibt, in denen Sie verschiedener Meinung sind. Sie denken nicht insgeheim: „Was mein Partner nicht weiß, macht ihn nicht heiß.“ Stattdessen motivieren Sie einander und schieben Ihre Probleme nicht auf die lange Bank, sondern arbeiten rechtzeitig daran.

Emotionales Viagra

Einige Paare brauchen emotionales Viagra, das heißt einen Schub an emotionaler Intimität und Leidenschaft, um die emotionale Dimension ihrer Beziehung zu stärken. Eine emotional verdorrte, leere und ausdrucksarme Beziehung entsteht dann, wenn Sie und Ihr Partner nicht in der Lage sind, Ihre Gefühle zu erörtern, obwohl Sie sexuell intim sind. Sie teilen das Bett und schlafen regelmäßig miteinander, behalten Ihre Schmerzen, Sorgen, Träume und Hoffnungen allerdings für sich. Nie drücken Sie Ihre tiefsten und innersten Gedanken aus, weil Sie es beide nicht schaffen, das, was Sie empfinden, denken und sich erhoffen, in Worte zu kleiden. Solche Beziehungen sind zwar sexuell, brauchen aber emotionales Viagra, um zu wachsen und am Leben zu bleiben. Sonst werden Sie bald anfangen, die emotionale Erfüllung anderswo zu suchen.

In einigen anderen Beziehungen finden mehr emotionaler Austausch, gegenseitige Offenheit und intime Kommunikation statt als sexuelle Intimität. Manche Paare berichten, dass sie die ganze Nacht aufbleiben und reden, anstatt miteinander zu schlafen. Im Idealfall schließt Ihre Beziehung sowohl sexuelle als auch emotionale Intimität ein. Natürlich gibt es viele Gründe – auch körperliche oder medizinische –, die dazu führen, dass glückliche Paare vorübergehend oder auf Dauer keine sexuelle Intimität genießen können, doch ihre emotionale Verbindung bleibt erfüllt und wird mit der Zeit immer tiefer.

Intimität und Identität

Weder sexuelle noch emotionale Intimität bedeuten, dass man als Zeichen der Liebe zu seinem Partner seine Identität aufgeben muss. Um wahre Liebe handelt es sich vielmehr dann, wenn man die Grenzen des anderen und sein Recht auf Unabhängigkeit achtet. Ist man mit einem sexuellen und emotionalen Menschen involviert, der über eine intakte und vielschichtige Identität verfügt – das heißt, mit jemandem, der manchmal auch anderer Meinung ist und den man zuweilen vielleicht nicht versteht –, hat man die wahre romantische Liebe erreicht und findet in der Beziehung Freiheit und Sicherheit.

Die Geschlechterrollen und festgeschriebenen Verantwortlichkeiten innerhalb von Beziehungen sind heute lockerer denn je. Sie haben die Freiheit, Freundschaften zu Männern und zu Frauen zu pflegen, ohne als „emotionaler Ehebrecher“ gebrandmarkt zu werden. Eine Vielzahl der verschiedensten Beziehungen außerhalb Ihrer Partnerschaft ist möglich und wird von Ihrem Partner begrüßt. Einer unserer Freunde, ein Künstler, hat das Bedürfnis nach separaten Identitäten in einer Beziehung folgendermaßen ausgedrückt: „Wenn man zu sehr miteinander verschmilzt, hat die Partnerschaft nur eine einzige Oberfläche, und man richtet sich auf dem niedrigsten Niveau der Neurosen seines Gegenübers ein. Um kinetische Energie, Kraft und Elektrizität zu erzeugen, braucht man aber zwei Oberflächen."

Freundinnen und emotionale Intimität

Die meisten Frauen haben enge Freundinnen und können auch mit fremden Frauen rasch Intimität herstellen. Schon nach fünf Minuten sprechen Frauen, die einander nie zuvor begegnet sind, über ihre Scheidung, Erziehungsprobleme, ihren Frauenarzt und über alle möglichen anderen Themen wie Hormontherapie oder die Wortkargheit ihres Partners. Warum, glauben Sie, schaffen es Frauen, die sich in einem Flugzeug oder auf einer Konferenz kennen lernen, so schnell, die gesellschaftliche Konvention zu durchbrechen und emotionale Intimität zu erreichen?

Vielleicht liegt es daran, dass die meisten Frauen dahin gehend sozialisiert sind, emotionale Intimität außerhalb ihrer Primärbeziehung zu suchen. Möglicherweise können Menschen, die in einer Kultur über weniger Macht verfügen, mehr sagen als diejenigen, die Macht haben. Frauen fällt es leicht, mit anderen Frauen zu reden, weil sie im Gegensatz zu Männern nicht emotional „anders" sind. Sie sind Ersatzmütter oder -schwestern und gehören zur Schwesternschaft der Sprechenden und Vertrauten. Intimität und emotionaler Austausch zwischen Frauen spielt sich beim Friseur, im ärztlichen Wartezimmer und bei Schulveranstaltungen ab. Frauen wissen, dass intime Beziehungen mit anderen Frauen ihre emotionalen Bedürfnisse erfüllen. Sie pflegen und hegen diese Beziehungen, weil andere Frauen zutiefst empathisch sein können.

Emotionale Untreue

Emotionale Affären im Gegensatz zu sexuellen hat es schon immer gegeben, auch wenn sie durch das Internet und die zunehmende berufliche Macht sowie die Netzwerke von Frauen erleichtert und sichtbarer geworden sind. Es existieren viele Gründe für Nähe außerhalb einer Liebesbeziehung. Dazu gibt es nicht mehr zu sagen, als dass emotionale Affären Fragen über die Natur und den Charakter der Treue innerhalb einer Partnerschaft aufwerfen. Sie sind Hinweise auf einen Mangel an Vertrautheit und auf Spannung, die in vielen langjährigen Beziehungen das Problem sind.

Zu emotionalen Affären kommt es, wenn man gelangweilt ist, glaubt, einen romantischen Schub zu brauchen, oder wenn man nicht die Möglichkeit hat, ausreichend Zeit mit seinem Partner zu verbringen. Man begegnet einem Menschen, und es macht „klick". Vielleicht versteht er einen ja auch, oder er bringt, anders als der Partner, endlich Aufregung ins Leben. „Möglicherweise ist Ihr Partner ja prüde, sodass Sie Ihre sexuellen Fantasien mit ihm nicht ausleben und Teile Ihrer selbst nicht ausdrücken können", sagt Pepper Schwartz, Soziologin an der University of Washington. Weiterhin führt sie aus: „Für Menschen, die fest entschlossen sind, an ihrer momentanen Beziehung festzuhalten, ist eine emotionale Affäre ein Versuch, widersprüchliche Bedürfnisse miteinander zu vereinbaren."

Eine emotionale Affäre kann lehrreich sein und Ihnen Ihre Geheimnisse sowie – abhängig von der Stärke und dem Charakter Ihrer Primärbeziehung – Ihre verborgenen Bedürfnisse und Sehnsüchte vor Augen führen. Es wäre falsch, zu generalisieren und emotionale Affären grundsätzlich als gut oder schlecht zu bewerten. Sie sind schlicht und ergreifend eine Realität, mit der intime Beziehungen häufig konfrontiert werden und gegen die es keinen Schutz gibt. Schließlich sind Sie und Ihr Partner keine

Gewächshauspflanzen und werden sich selbstverständlich auch von anderen angezogen fühlen oder auf diese attraktiv wirken. Während einer emotionalen Affäre schützen Sie Ihre Partnerschaft am besten dadurch, dass Sie Ihre Primärbeziehung durch gegenseitige Ehrlichkeit und Offenheit stärken. Sagen Sie Ihrem Partner aufrichtig, was los ist, denn klare Prioritäten sind die beste Versicherung.

Intimität online oder im Cyberspace

John, der in seiner Praxis schon viele Anfänge von Intimität online und knospende Affären im Internet erlebt hat, nennt dieses Phänomen das „World Wide Web der Fantasie". Chatrooms und E-Mail ermöglichen es den Anwendern, sofortige Intimität mit Fremden herzustellen. In der virtuellen Realität lassen sie ihrer Fantasie freien Lauf, indem sie sich eine falsche Identität zulegen und wilden sexuellen Abenteuern frönen. Rendezvous im Chatroom, ausufernde vertrauliche E-Mail-Korrespondenz und so genannter Cyber- oder virtueller Sex sind, als wolle man sich aus dem Leben nur die Rosinen herauspicken, ohne den Kuchen je in die Hand zu bekommen.

Durch E-Mails kann eine Art von Intimität erzeugt werden, die auf einzigartige Weise gleichzeitig anonym und vertraulich ist. Sie schaffen einen Raum, der dazu ermutigt, emotionale Risiken einzugehen. Es besteht ein großer Unterschied zu einem Telefonat, bei dem man die Stimme des Gegenübers deuten und nach Belieben auflegen kann. Sobald man mit der Maus „senden" angeklickt hat, kann man weder seine Worte zurücknehmen noch den Bestimmungsort der Nachricht ändern. Außerdem hat man keinen Einfluss auf das Verhalten des Menschen, dem man die Mail geschickt hat.

Das Phänomen der Intimität online macht intime Beziehungen zu Menschen auf der ganzen Welt möglich, und virtueller Sex wird zur Realität. Diese moderne Beziehungsform und die

Nähe, welche die Techno-Intimität erzeugt, führt zu neuen Spielarten emotionaler und sexueller Intimität. „Freundschaften, ganz gleich, ob man sie im Internet oder von Angesicht zu Angesicht pflegt, entwickeln sich schneller, wenn man einem Menschen begegnet, der empathisch wirkt und offenbar dieselben Interessen hat“, schreibt Shirley Glass, klinische Psychologin aus dem Raum Baltimore und gemeinsam mit der Psychologin Marlene Maheu und der Therapeutin Rona Subotnik Autorin von *Untreue im Internet*.

Ein liebesintelligenter Mensch weiß über elektronische Intimität Bescheid und ist sich des Missbrauchs von Vertrauen und der Gefahren dieses Mediums bewusst. Er achtet darauf, keine Geheimnisse preiszugeben und sich auf niemanden zu verlassen. Vergessen Sie nicht, dass Sie mit einem Mausklick all Ihre privaten Gedanken und intimen Fantasien an jede x-beliebige Person weiterleiten können. Die Auswirkungen von Internetaffären können beängstigend sein, und ihre Folgen für Intimität und Beziehungen wurden noch nicht ausreichend untersucht. Man forscht nach wie vor daran, und es wird noch mindestens ein Jahrzehnt dauern, bis wir das Phänomen vollständig einschätzen können.

Kapitel 9

Konflikte und emotionale Krisen

In einer gesunden Ehe können beide Partner ungehemmt einer Beschwerde Ausdruck geben.

Daniel Goleman, *Emotionale Intelligenz*

So intelligent und emotional gesund Sie und Ihr Partner auch sein mögen, kennen Sie beide Ihre Grenzen und Unfähigkeiten, die sich in Ihren Konflikten zeigen. Diese kommen selbst in den liebesintelligentesten Beziehungen vor, und das muss auch so sein. Wie wir hoffen, werden Sie in diesem Kapitel erkennen, dass die Auseinandersetzung mit Ihrem Partner zur Beseitigung von Missverständnissen ein Sprungbrett zu Wachstum, größerer Aufmerksamkeit und tieferer Intimität ist. Allerdings sollten Sie zuerst verstehen, dass Sie auch Wut, Frustration und Enttäuschung ausdrücken müssen, um Ihrem Partner positive Emotionen wie Liebe, Freude und Glück zeigen zu können.

Wenn Sie Ihre negativen Gefühle gegenüber Ihrem Partner leugnen oder ignorieren, werden Sie feststellen, dass Sie auch die positiven Gefühle nicht mehr ausdrücken können. Die goldene Regel, an die Sie sich stets halten sollten, lautet folgendermaßen: Sagen Sie, was Sie in diesem Moment denken, ganz gleich, wie aufgebracht oder erregt Sie auch sein mögen. So nützen Sie Ihre Liebesintelligenz zur Lösung von Konflikten.

Konfliktlösung und Liebesintelligenz

Wenn in Ihrer Beziehung Krisen oder Spannungen herrschen oder falls sie sogar vorbei ist, hat einer von Ihnen – oder Sie beide – es an Liebesintelligenz fehlen lassen. Vielleicht sind Sie nicht realistisch und konstruktiv mit Konflikten oder den daraus resultierenden Spannungen und Problemen umgegangen. Vielleicht kennen Sie sich selbst nicht gut genug. Vielleicht finden Sie oder Ihr Partner auch, dass das Problem nichts mit Ihrer Beziehung zu tun hat, und verstehen deshalb nicht (oder erst, wenn es zu spät ist), wie wichtig das Thema ist, über das Sie sich streiten.

Möglicherweise hat einer von Ihnen die Schuld nur beim anderen gesucht und sich in Vorwürfen ergangen. Möglicherweise haben Sie darauf beharrt, dass nur Ihr Partner sich ändern müsse, und waren davon überzeugt, dass Sie das alles nichts angehe und nur das Problem Ihres Partners sei. In diesem Fall haben Sie vermutlich die Auffassung „Warum denn ich?" vertreten. Allerdings lassen sich mit dieser Haltung keine Konflikte lösen. Eine liebesintelligente Problemlösung ist nur unter den folgenden Bedingungen machbar:

1. Sie kennen die Emotionen Ihres Partners ebenso wie Ihre eigenen.
2. Sie verstehen genau, was Sie gerade fühlen.
3. Sie interpretieren Ihre Gefühle realistisch, das heißt, Sie erkennen sie als Botschaft, die Ihnen sagen soll, wo das Problem liegt.
4. Sie wägen ab, ob das Problem wichtig genug ist, um es mit Ihrem Partner zu diskutieren.
5. Falls ja, finden Sie für dieses Gespräch den richtigen Zeitpunkt.
6. Sie überlegen sich, wie viel des Problems von Ihrem Partner und wie viel von Ihnen selbst verursacht wird und welche Gründe davon in Ihrer Vergangenheit zu suchen sind.

7. Sie beruhigen sich oder machen eine Pause, wenn Sie vor oder während des Gesprächs zu wütend auf Ihren Partner sind. Sorgen Sie dafür, dass diese Bedingung vor dem Gespräch als Grundregel vereinbart wird. Es ist wichtig, dass Sie beide diese Technik zur Schadensbegrenzung auch in zukünftigen Gesprächen anwenden.
8. Sie teilen Ihr Problem Ihrem Partner klar und zusammenhängend mit. Zum Beispiel sagen Sie: „Ich fühle mich sehr ... (z. B. wütend), weil ... (z. B. du mich in Gegenwart unserer Freunde kritisiert hast)."
9. Wenn Sie derjenige sind, der das Thema zur Sprache bringt, schlagen Sie auch eine Lösung vor. Spricht Ihr Partner Sie auf ein Thema an, sollte er sich auch eine Lösung überlegt haben, um das Problem effektiv und vielleicht auch rasch aus der Welt zu schaffen.

Es wäre schön, wenn wir immer genau wüssten, wie wir auf die Schwierigkeiten und Missverständnisse in unserer Beziehung reagieren sollen. Obwohl sich die meisten von uns Mühe geben, bessere Problemlösungen mit ihrem Partner zu erarbeiten, erreichen wir nie die Perfektion. Ihre Liebesintelligenz sagt Ihnen, dass nicht alle Konflikte lösbar sind. Sobald Sie diese Realität anerkennen, können Ihr Partner und Sie sogar beschließen, mit einem Problem zu leben, anstatt zuzulassen, dass es einen Keil zwischen Sie treibt.

Konfliktauslöser

Was löst gemeinhin Konflikte aus? Die Liste ist ellenlang: Geld und Finanzen, Kindererziehung, Schwierigkeiten mit Schwiegereltern und anderen Verwandten, sexuelle Fragen, Intimität und Nähe, Eifersucht, Probleme mit Macht und Kontrolle. All diese Auslöser können emotionale Krisen innerhalb einer Beziehung zur Explosion bringen. Weitere wichtige Gründe sind emotionale und gesundheitliche Schwierigkeiten, Süchte, Alltagsüberdruss, Langeweile mit sich selbst oder dem Partner, Überforderung, Altern, Tod, Auszug der erwachsenen Kinder, der Eintritt in den Ruhestand und so weiter und so fort. Die Liste der Dinge, die Ihre Beziehung aus dem Gleichgewicht bringen und sie ziemlich rasch vergiften können, lässt sich endlos fortsetzen. Deshalb müssen Sie und Ihr Partner über das Wissen und die Fähigkeiten verfügen, Ihre Gefühle während eines Streits oder Konflikts zu beherrschen und zu kontrollieren.

Sich gehen lassen oder den Frieden wahren: Folgen und Gefahren

In diesem Buch haben wir betont, wie wichtig es ist, sich auf seinen Partner und dessen Gefühle einzustimmen und ein gemeinsames Leben voller emotionaler Vitalität zu führen. Immer wieder haben wir gesagt, dass Sie Ihre Gefühle nützen können, um Ihr persönliches Wachstum und auch das Wohlbefinden und Wachstum Ihres Partners zu fördern. Wir hoffen, dass Sie die Glückseligkeit und die Wärme des Miteinanders genießen und gelernt haben, auch Wut und Enttäuschung willkommen zu heißen.

Ebenso müssen Sie verstehen, dass es katastrophale Folgen – für Ihren Partner und für Ihre Beziehung – haben kann, wenn Sie sich einfach gehen und Ihren Gefühlen freien Lauf lassen, ohne dabei an die Konsequenzen zu denken. Impulsives Handeln ohne Rücksicht auf die Gefühle des Partners zeugt nicht gerade von Liebesintelligenz. Vergessen Sie nicht, dass emotionales Einfühlungsvermögen bedeutet, dem Partner Empathie entgegenzubringen und gleichzeitig die eigenen Impulse zu beherrschen.

Die alte Weisheit, erst nachzudenken und dann zu handeln, trifft zu, wenn Sie als liebesintelligenter Mensch in einer ebensolchen Beziehung leben möchten. Liebesintelligenz ist mehr, als nur die eigenen Emotionen wahrzunehmen und auszudrücken. Es geht auch darum, sie zu kontrollieren. Leider gibt es nicht wenige Menschen, deren Leben von intensiven, wilden und unkontrollierten Gefühlen beherrscht wird und die stolz auf ihre Emotionalität sind. Schon beim kleinsten Anlass machen sie Zorn, Wut und Enttäuschung Luft und verwechseln Offenheit und Ehrlichkeit damit, dass man, ungeachtet der Konsequenzen, kein Blatt vor den Mund nimmt. Ihre romantischen und sexuellen Beziehungen sind von Leidenschaftlichkeit und besitzergreifendem Verhalten geprägt, das sie selbst jedoch als unverfälscht und wirklichkeitsnah betrachten, da es ja so emotional ist. Doch möglicherweise führen sie eine emotional exzessive Beziehung.

Emotional exzessive Beziehungen

Paradoxerweise ist eine emotional exzessive Beziehung nicht notwendigerweise von Anteilnahme und Einfühlungsvermögen geprägt, sondern eher von dem Bedürfnis nach Bestätigung, Sicherheit und unverbrüchlicher Hingabe des Partners. In derart emotional überfrachteten Beziehungen geht es nicht ums Geben, sondern ums Nehmen. Der exzessiv emotionale Mensch versucht vergeblich, von seinem Partner die Eigenliebe und die Selbstachtung zu bekommen, die ihm fehlen. In derartigen Beziehungen dienen Emotionen hauptsächlich dazu, den Partner zu manipulieren und den eigenen Willen durchzusetzen.

Wem die Selbsteinschätzung fehlt und wer einfach nicht dahinter kommt, warum er etwas fühlt und was wirklich unter der Oberfläche vorgeht, neigt dazu, Wut, Frustration, Trauer oder Selbstmitleid zu äußern, um seine wahren Emotionen – vermutlich Angst vor Zurückweisung und emotionalen Schmerzen oder mangelndes Selbstwertgefühl – zu verbergen. Aufgesetzte Emotionalität kann auch die eigene Unfähigkeit tarnen, sich selbst sein Glück zu schaffen, was voraussetzt, dass man die notwendigen Schritte unternimmt, um ein eigenes Leben zu führen, in dem man für seine eigenen Leistungen belohnt wird.

Emotionale Konflikte bewältigen

Sie können Probleme mit einem geliebten Menschen nur in dem Maße lösen, in dem Sie auch mit Ihren eigenen Emotionen zurechtkommen. Die Spannung, die durch unbewältigte Gefühle entsteht, wird in Ihrer Partnerschaft zu emotionalen Krisen führen. In jeder Beziehung besteht eine Wechselwirkung zwischen Gefühl und Verstand. Die Fähigkeit, Ihre Emotionen zu verstehen, wird durch den Denkprozess vermittelt. Gefühle, die ohne Nachdenken empfunden und ausgedrückt werden, lösen ein emotionales Ungleichgewicht aus, das Ihre Beziehung zu Ihrem Partner und zu anderen Menschen beeinträchtigt.

Übung: Wie lösen Sie Konflikte?

Die folgende Liste von wahren und falschen Aussagen hilft Ihnen zu erkennen, wie Sie normalerweise mit Konflikten in Ihrer Beziehung umgehen. Kreuzen Sie die Aussagen an, die auf Ihr Verhalten während eines Konflikts zutreffen. Wenn Sie fertig sind, lesen Sie am Ende der Übung nach, wie effektiv Ihr Handeln ist.

1. ____ Während eines Konflikts verstehe ich, was ich fühle.
2. ____ Ich verdränge Themen und Probleme.
3. ____ Ich wahre unter allen Umständen den Frieden.
4. ____ Ich unternehme etwas, um Konflikte mit meinem Partner zu lösen.
5. ____ Ich neige dazu, zu kapitulieren, ohne das Problem zu lösen.
6. ____ Ich streite gern, weil ich es aufregend finde.
7. ____ Ich lasse nach einem Streit einige Zeit vergehen, bevor ich mich mit dem Thema befasse.
8. ____ Ich drücke meine Aggression indirekt aus, aber ich zahle es meinem Partner immer heim.

9. _ ___ Ich versuche immer, mein Gesicht zu wahren, indem ich behaupte, nicht wütend zu sein.
10. ___ Ich stelle mich direkt jedem realen oder eingebildeten Problem.
11. ___ Ich distanziere mich von meinem Partner und bestrafe ihn mit Schweigen.
12. ___ Wenn mein Partner Schwierigkeiten macht, drohe ich immer, ihn zu verlassen.
13. ___ Wenn wir streiten, stopfe ich mich mit Essen voll, trinke Alkohol oder rauche einen Joint.
14. ____ Wut oder Ärger auf meinen Partner treiben mich ins Einkaufszentrum.

Wenn Sie die Aussagen 4, 7 und 10 angekreuzt haben, gehen Sie liebesintelligent an Streit und Konflikte heran. Haben Sie eine oder mehrere der anderen Antworten ausgewählt, sollten Sie an Ihren Konfliktbewältigungsstrategien arbeiten und ein direkteres und für Sie selbst konstruktiveres Verhalten an den Tag legen, wenn Sie mit Ihrem Partner oder sonst jemandem streiten.

Zeigt diese Liste, dass Sie Frustrationen und Wut gegen sich selbst richten und selbstzerstörerisch darauf reagieren? Betäuben Sie Ihre gekränkten oder belastenden Gefühle mit Affären, Fressanfällen, Alkohol, Drogen, Kaufsucht, Hungern, Glücksspiel, Depressionen oder Angstattacken? Ahnen Sie überhaupt, was Ihr Partner fühlt? Benutzen Sie Ihre aufwühlenden Emotionen, um sich selbst zu bemitleiden und sich an Ihrem Partner zu rächen, indem Sie nörgeln oder ihm mit schrecklichen Konsequenzen drohen?

Liebesintelligenz hat nicht nur damit zu tun, die eigenen Emotionen wahrzunehmen, sie adäquat auszudrücken oder darauf zu verzichten. Sie bedeutet auch, dass man seine Gefühle während einer Beziehungskrise im Griff haben muss. Ein liebesintelligenter Mensch befasst sich mit seinen Empfindungen, spürt sie, versteht sie und handelt dann der Situation angemessen. Er benutzt seine Emotionen nicht, um sich zu rechtfertigen oder aus einem Streit mit seinem Partner als Sieger hervorzugehen. Er will nicht beweisen, dass er Recht hat, sondern das Problem lösen. Seine Gefühle setzt er konstruktiv und nicht destruktiv ein. In anderen Worten: Er lenkt sie um, damit sie ihm Kraft geben, anstatt ihn hilflos zu machen.

Emotionen abstellen oder umwandeln

Emotionen sind immer ein Teil von Ihnen, ganz gleich, ob Sie sie nun ablehnen oder annehmen. Manchmal dem Bewusstsein verborgen, manchmal auch sehr offensichtlich, sind sie zumindest stets aktiv. Starke Gefühle verlangen von Ihnen, dass Sie darüber nachdenken, wie Sie ihre Macht nutzen und wie Sie die äußeren Umstände beeinflussen können, um Krisen mit Ihrem Partner zu überstehen.

Wenn Sie Ihre Empfindungen verdrängen, stauen Sie sich in Ihrem Körper auf und treiben Sie letztlich ins Suchtverhalten – zu viele Zigaretten, zu viel Alkohol, zu viel Essen, zu viele Partys, zu viel Arbeit, zu viele Drogen oder andere zwanghafte oder suchtbedingte Handlungen. Das Paradoxe daran ist, dass die Emotionen umso mehr Macht über Sie und Ihr Gefühlsleben gewinnen, je mehr Sie versuchen, sie zu unterdrücken oder vor ihnen zu fliehen. Ihre Empfindungen bestimmen Ihren Umgang mit sich selbst und Ihrem Partner.

Wenn es zum Beispiel in Ihrer Beziehung ungeklärte Probleme gibt, die weder zur Kenntnis genommen noch angegangen werden, bleiben die wahren Themen im Verborgenen. Vielleicht reagieren Sie und Ihr Partner auf den daraus resultierenden Druck, die Aggressionen und das Unglücklichsein, indem Sie Ihren Spannungen auf wenig liebesintelligente Weise Luft machen. Durch Alkohol, Glücksspiel, Kaufsucht oder eine heimliche Affäre mögen Sie sich vorübergehend besser fühlen, aber sie bedeuten eine Katastrophe für Ihre Gesundheit und Ihre Beziehung.

Ein Mangel an ehrlicher Kommunikation mit Ihrem Partner kann dazu führen, dass Sie sich emotional zurückziehen oder aus dem geringsten Anlass in die Luft gehen. Außerdem kommt es in vielen krisengeschüttelten Beziehungen vor, dass ein Partner im unbewussten Versuch, seine unterdrückten Gefühle abzuschwächen, seine Feindseligkeit und Wut in körperliche Symptome umsetzt. Solche „Umwandlungen“, die aus emotionalen Symptomen körperliche machen, mögen die emotionale Überforderung, der Sie und Ihr Partner ausgesetzt sind, vorübergehend lindern. Allerdings sind derartige Muster sehr veränderungsresistent und gehen das eigentliche Thema nicht an.

Wenn Sie Ihrer Beziehung wieder auf die Beine helfen wollen, müssen Sie ehrlich zu sich und Ihrem Partner sein. Fehlende Ehrlichkeit hat nur zur Folge, dass Sie sich in immer wiederkehrenden Streitereien verzetteln, die niemand gewinnen kann. Darüber hinaus vermeiden Sie, wenn Sie sich nur mit den Symptomen beschäftigen, die tiefer liegenden Themen, die bearbeitet werden müssen.

Die wenig liebesintelligente Herangehensweise an Konflikte.

Die folgende Geschichte ist ein Beispiel für niedrige Liebesintelligenz. Sie soll hervorheben, wie wichtig es ist, sich in seine eigenen Emotionen einzufühlen, sie zu verstehen und den richtigen Zeitpunkt zu finden, um sie mit dem Partner zu besprechen. Sie können das, was Sie fühlen, nicht einfach ignorieren oder leugnen und dann erwarten, dass alles wieder gut wird. Indem Sie über Ihre Empfindungen sprechen, teilen Sie sich selbst und Ihrem Partner Ihre Bedürfnisse mit, ob diese nun ihre Wurzeln innerhalb der Beziehung, in Ihrer Vergangenheit oder in außerhalb der Partnerschaft liegenden Umständen haben. Durch das Gespräch über Ihre Emotionen fangen Sie an, sich mit den Themen auseinander zu setzen, anstatt zuzulassen, das der Schmerz sich immer weiter aufstaut. Sie dürfen Ihren Partner nicht für die Probleme verantwortlich machen, die zwischen Ihnen im Raum stehen, weil Sie sie nicht zu äußern wagen.

Barbara und Bill

Barbara und Bill heirateten nach einer Beziehung von knapp einem Jahr. Er hatte sich auf den ersten Blick in sie verliebt, denn sie war sehr selbstbewusst, ruhte in sich und war eine junge Frau, der alle eine glänzende Zukunft voraussagten. Insgeheim fragte sich Bill, warum Barbara sich unter allen Männern, mit denen sie zusammen gewesen war, ausgerechnet für ihn entschieden hatte, aber er freute sich darüber. Barbara liebte Bills Offenheit, Großzügigkeit und seine fröhliche Art. Keinen von beiden störte es, dass sie mehr verdiente als er. Da sie ihn liebte, war sein Gehalt für sie kein Thema. Neun Jahre lang ging Bill arbeiten und unterstützte es, dass seine Frau Karriere machte. Sie waren beide überzeugt, eine wundervolle Beziehung zu führen – wenn nur Bills hoher Blutdruck nicht gewesen wäre.

Barbara war intelligent und erfolgreich und gehörte dem Management einer rasch wachsenden Firma an. Mit dreiunddreißig stand sie kurz vor der Beförderung an die Unternehmensspitze. Eines Tages teilte ihr Vorgesetzter ihr mit, es sei bald so weit, denn man wolle ihr die Leitung einer Niederlassung in einem anderen Bundesstaat anvertrauen. Barbara war außer sich vor Begeisterung. Endlich machten sich die harte Arbeit und die vielen Überstunden bezahlt, und sie konnte es kaum erwarten, es Bill zu erzählen. Auf der Heimfahrt dachte sie daran, wie viel seine Unterstützung ihr bedeutet hatte, insbesondere dann, wenn sie nach einem langen Arbeitstag spät nach Hause kam. Immer wartete er auf sie und machte ihr Mut für ihre weitere Karriere.

Auch an diesem Abend enttäuschte Bill sie nicht. Als sie ihm von der bevorstehenden Beförderung und dem dazu nötigen Umzug berichtete, lächelte er und sagte wieder, wie sehr er sie bewundere und sich über ihren Aufstieg auf der Karriereleiter freue. Barbara dachte, welches Glück sie gehabt hatte, an Bill zu geraten, der doch so aufmerksam, verständnisvoll und liebevoll war.

Dann, eines Tages, geschah es: Nach einem langen Tag im Büro, als sie mit Bill bei einem späten Abendessen saß, meinte sie zu ihm, wie aufgeregt sie sei und wie sehr sie ihm für seine Unterstützung danke. Schon während sie redete, bemerkte sie, dass etwas nicht stimmte. Auf Bills Gesicht malte sich ein sonderbarer Ausdruck, den sie noch nie zuvor bei ihm gesehen hatte. Doch sie nahm es nicht so wichtig und sprach weiter. Dann fiel ihr auf, dass Bills Gesicht sich rötete und dass ein eigenartiges Zucken um seine Lippen spielte. Er begann zu zittern und brüllte sie aus heiterem Himmel wütend an.

„Ich halte das nicht mehr aus. Du bist ein egoistisches Miststück und denkst immer nur an dich. Was ist mit mir, Barbara? Glaubst du, ich würde nicht gern ein eigenes Leben führen?" Ständig wiederholte er den Satz, dass er es nicht mehr „aushalte", und stürmte schließlich aus dem Zimmer. Wie vom Donner gerührt und erschrocken über seinen emotionalen Ausbruch, stand Barbara da. Noch nie hatte er sie auf diese Weise angeschrien, und zum ersten Mal in ihrer Ehe hatte sie Angst.

Sein Ausbruch erwies sich als zerstörerisch, da sich keiner von ihnen von diesem Erlebnis erholte. Ihre Beziehung hatte sich unwiederbringlich verändert. Kurz nach dem Zwischenfall zog Bill aus, und Barbara musste allein die Scherben ihrer gescheiterten Beziehung zusammenkehren. Ihr einziger Kontakt zu Bill fand über einen Anwalt statt, als ihre Ehe vor dem

Familiengericht geschieden wurde. In den folgenden Jahren dachte Barbara viel über ihre „wundervolle“ Beziehung mit Bill nach und fragte sich, was wohl passiert sein mochte. Sie kam zu dem Schluss, dass Bill nie ehrlich mit ihr gewesen war. Hätte er ihr bloß gesagt, was wirklich in ihm vorging, anstatt ihr etwas vorzuheucheln, hätten sie vielleicht immer noch zusammen sein können. Doch er hatte seine Wut und seine Aggressionen lieber unter Verschluss gehalten, bis seinen unterdrückten Gefühlen der Platz ausgegangen war und sie überkochen mussten.

Wenn Sie ständig darunter leiden, dass Sie etwas von Ihrem Partner nicht bekommen, wird Ihre Beziehung unweigerlich in eine Krise geraten wie bei Barbara und Bill. Sie werden es nicht schaffen, sich von dem immer währenden Druck zu befreien, solange Sie nicht äußern, dass Sie unglücklich sind, und damit auf Ihre eigenen Gefühle hinweisen. Stattdessen werden Sie Ihren aufgestauten Ärger an Ihrem Partner austoben und den Grund für Ihre Schwierigkeiten stets außen suchen – bei Ihrem Partner, Ihren Freunden und Ihren Arbeitskollegen, aber nie bei sich. Vielleicht nehmen Ihre Gefühle und die angeblich ungerechte Behandlung Sie ja auch so in Beschlag, dass Sie die Signale, die Ihr Partner aussendet, um Ihnen zu sagen, wie sehr er unter Ihrer Einstellung und Ihrem Verhalten leidet, gar nicht mehr wahrnehmen.

Wenn Sie Ihre Emotionen und Gefühle nicht dazu einsetzen, etwas an sich und Ihrer Beziehung zu verändern, werden Sie das Gegenteil dessen erleben, was Sie empfinden, und Ihrer Beziehung schaden, anstatt sie zu retten. Sie werden Ihre Wut, Frustration, Enttäuschung und Trauer dazu verwenden, sich an Ihrem Partner dafür zu rächen, dass er Ihre – realen oder vermeintlichen – Bedürfnisse nicht erfüllt. Dauert dieses Verhalten an, ist es ein Zeichen dafür, dass an Ihrer Liebesintelligenz etwas verbessert werden muss.

Der liebesintelligente Umgang mit Konflikten

Liebesintelligenz bedeutet, sich stets der eigenen Gefühle bewusst zu sein, insbesondere während eines Streits oder einer Krise. Erhöhtes Bewusstheit heißt, sein Verhalten und seine Gefühle so gut zu verstehen, dass man in der Beziehung auftretende Probleme sofort erkennt und sie direkt angehen kann. Wer seine Gefühle nicht kennt, kommt auch nicht mit anderen Menschen zurecht, insbesondere nicht mit seinem Partner – wenigstens nicht lange.

Die Arbeit an einer liebesintelligenten Beziehung ist niemals abgeschlossen, denn es besteht immer ein Potenzial für Verbesserungen und Wachstum. Sie und Ihr Partner müssen sich klar machen, dass es nie zu spät ist, sich zu verändern und etwas für die Beziehung zu tun. Wenn es Ihnen beiden wichtig ist, werden Sie das auch schaffen. Sie brauchen dazu nur einen Partner, der bereit ist mitzumachen. Es ist die Mühe mehr als wert.

Die Wichtigkeit der Konfliktlösung

Wir können nicht oft genug betonen, wie wichtig es ist, dass Sie Konflikte in Ihrer Beziehung lösen. Die Scheidungsstatistiken belegen die Unfähigkeit der meisten Paare, offen und mutig miteinander umzugehen. Ganz gleich, welche Art von Partnerschaft Sie auch führen – ob verheiratet oder nicht, heterosexuell, lesbisch oder schwul –, sind Ehrlichkeit und Mut unverzichtbar, denn die Regeln der Liebesintelligenz ändern sich nie. Die Herausforderung besteht darin, aufmerksam zu bleiben, offen für die Auseinandersetzung mit sich selbst zu sein und Verantwortung für die Probleme innerhalb der Beziehung zu übernehmen. Ist Ihre Partnerschaft hingegen eine tiefe, enge und liebevolle Verbindung, dürfen Sie sich auch ruhig selbst dafür loben.

Ein ausreichendes Maß an Liebesintelligenz ist notwendig, damit sich die Probleme in Ihrer Beziehung nicht ständig wiederholen. Falls es wegen ungelöster Fragen zu wiederholten Auseinandersetzungen kommt, wird Ihre Liebe ganz sicher darunter leiden. Aufgrund Ihres Wunsches, ein wenig Abstand von den ständigen Schwierigkeiten und Spannungen zu gewinnen, werden Sie sich bald mehr auf Vermeidungsstrategien konzentrieren als auf ehrliche Ansätze zur Konfliktlösung. Im Laufe der Zeit wächst dann die Unzufriedenheit, und Ihre Beziehung wird sehr, sehr unglücklich werden.

Ein liebesintelligenter Mensch löst seine Probleme, anstatt einen Bogen um sie zu machen. Obwohl er Konflikte nicht mag, stellt er sich Missverständnissen und Meinungsverschiedenheiten, da er weiß, dass sie aus der Intimität nicht wegzudenken sind. Er ignoriert, meidet und verniedlicht Auseinandersetzungen mit seinem Partner nicht, sondern geht sie direkt an, denn ihm ist klar, dass Vermeidung nur zu Abstand und Entfremdung führt. Allerdings neigt er auch nicht dazu, Probleme und strittige Punkte aufzublasen, und macht aus einer Mücke keinen Elefanten.

Wut und Zorn

Viele Menschen haben Schwierigkeiten mit starken negativen Emotionen wie Wut und Zorn und tun alles, um sie sowohl bei sich selbst als auch bei ihrem Partner zu ignorieren. Ein emotional intelligentes Paar sieht solche Gefühle, so schwierig und beängstigend sie auch sein mögen, als Signal, dass es ein Problem lösen und seine Beziehung verändern muss.

Die Voraussetzung für Nähe und Intimität ist, dass derartige Emotionen nicht unausgesprochen im Raum stehen. Wer Umstände meidet, die Wut und Zorn auslösen, erzeugt lediglich Abstand und Entfremdung zum Partner. Ein engagiertes liebesintelligentes Paar hat die Pflicht, strittige Punkte und verstörende Emotionen anzugehen. Beide Partner wissen, dass dies die Voraussetzung für den Fortbestand ihrer Beziehung ist und sie erst lebendig macht. Außerdem ist ihnen klar, dass auch persönliche Probleme, die außerhalb der Beziehung liegen, beide Partner etwas angehen und, wenn nötig und gewünscht, ausgesprochen und geklärt werden sollten.

Impulskontrolle

Zu guter Letzt ist die Impulskontrolle ein wichtiger Bestandteil der Konfliktlösung. Die Fähigkeit, nachzudenken, bevor man entweder handelt oder auch darauf verzichtet, ist ein wichtiges Merkmal der Liebesintelligenz. Impulskontrolle ist nicht nur bei der Problemlösung nötig. Ohne sie wird eine ohnehin schon unangenehme Situation nur noch heikler, was der Beziehung nicht wieder gutzumachenden Schaden zufügen kann. Außerdem erleichtert sie es, Konflikte zu analysieren und zu lösen.

Grundregeln für Konflikte

Ein Konflikt erzeugt die Energie, Probleme, schwierige Fragen und Meinungsverschiedenheiten in der Beziehung anzugehen. Dennoch halten sich liebesintelligente Paare beim Streiten an bestimmte Grundregeln, um Missverständnisse und Krisen in ihrer Beziehung beizulegen. Einige dieser Grundregeln lauten:

- Ignorieren Sie niemals ein Thema, indem Sie so tun, als wäre es nicht vorhanden oder völlig unwichtig, nur weil es Ihnen nicht bedeutsam erscheint.
- Äußern Sie Ihre Gefühle und Gedanken auf eine Weise, die Ihren Partner nicht provoziert.
- Sagen Sie, was Sie stört, sprechen Sie über Ihre persönlichen Gefühle zu der Situation. Aber suchen Sie die Fehler nicht bei Ihrem Partner, indem Sie ihn kritisieren. So drängen Sie ihn nur in die Defensive und verschärfen das Problem, anstatt es zu lösen.

- Trennen Sie (so gut wie möglich) Ihre persönlichen Themen von denen Ihres Partners oder der Beziehung.
- Machen Sie sich klar, dass nicht jeder Streit ein Minenfeld oder eine große Schlacht ist.
- Diskutieren Sie unausgesprochene Probleme und verstehen Sie, dass Konflikte wie Träume etwas mit Verdrängung und Leugnen zu tun haben. Viele Kämpfe werden wegen Themen ausgefochten, die niemals offen erörtert wurden oder gar nichts mit der Beziehung zu tun haben. Vielmehr handelt es sich um persönliche Probleme eines der Partner, die er jedoch nie angesprochen hat und derer er sich vielleicht selbst gar nicht bewusst ist.

Konflikte zu lösen und Auswege aus Problemen zu finden, die sich allen Paaren stellen, ist keine angeborene Fähigkeit, sondern muss erlernt und geübt werden. Viele von uns würden alles tun, um einem Streit oder einer Auseinandersetzung aus dem Weg zu gehen. Andere hingegen genießen Wortgefechte und die daraus resultierende negative Aufregung. Solche Leute sind nur glücklich, wenn es in ihrem Leben dramatisch zugeht. Die Grundregeln lauten jedoch, nachzudenken, bevor man etwas tut, sich verschiedene Lösungen einfallen zu lassen und zu riskieren, seine wahren Gefühle auszusprechen.

Kapitel 10

Ihr schönes neues Ich und die Liebesintelligenz

Wir dürfen nie die Tatsache aus den Augen verlieren, dass Menschen und ihre Bedürfnisse das Einzige sind, was zählt, nicht die Bewahrung oder Begründung einer bestimmten Lebensweise oder Eheform.

James Leslie McCary

Beharrlichkeit und emotionale Widerstandsfähigkeit – diese beiden letzten Säulen der emotionalen Intelligenz – bilden das Fundament und sorgen dafür, dass wir nicht vom Kurs abkommen. Beharrlichkeit bedeutet, sich nicht ablenken zu lassen, sondern trotz kleinerer Enttäuschungen und großer Hindernisse seinen Weg mit Würde und Stil weiterzugehen. Emotionale Widerstandsfähigkeit meint die Eigenschaft, Herausforderungen auch als solche zu begreifen, auf das Auf und Ab des Lebens flexibel zu reagieren und zu verstehen, dass jedes Scheitern eigentlich eine Lektion ist, aus der man etwas für ein erfolgreiches Leben lernt. Obwohl diese Merkmale grundsätzlich nur auf Individuen und nicht auf intime Beziehungen angewendet werden, sind sie für den Bestand oder das Scheitern einer Partnerschaft unabdingbar.

Beharrlichkeit in der Liebe, also die Fähigkeit, eine Beziehung auf ihrem natürlichen Kurs zu halten, setzt das Wissen voraus, was man sich vom Fortdauern dieser Partnerschaft erwartet, wie man auch harte Zeiten übersteht und wie man sich in Phasen der persönlichen Herausforderung und des Wachstums gegenseitig motiviert und unterstützt. Sie erkennen und bewerten die Vor- und Nachteile Ihrer Beziehung: Was bedeutet sie Ihnen? Warum gibt es sie? Weshalb soll sie andauern? Oder vielleicht auch nicht? Beharrlichkeit hilft Ihnen zu lernen, die liebesintelligenten Gründe dafür zu betrachten, weshalb Sie die Verbindung aufrechterhalten, besser gesagt die Warnzeichen zu erkennen, aufgrund derer es vielleicht an der Zeit wäre zu gehen.

Die wahre Liebe ist kein Roman

Das Leben und die Liebe bewegen sich, anders als in Filmen und Liebesromanen, nicht auf geraden Bahnen. Nachdem Harry und Sally sich bei der Silvesterparty geküsst und versöhnt haben, ist ihre Geschichte noch lange nicht zu Ende. Die Handlung wird nicht nur weitere Wendungen nehmen, sondern auch an verborgenen Einfahrten, gefährlichen Serpentinen, Straßensperren, Staus, Straßenschäden und sogar Lawinen vorbeiführen, und zwar jederzeit und meistens dann, wenn es am wenigsten passt.

Mangelnde Vorhersehbarkeit und die Notwendigkeit, sich ständig zu bewegen, sind die wichtigsten Anforderungen auf der Beziehungsstraße. Angesichts dieser Wirklichkeit können Sie entscheiden, ob Sie pessimistisch und unflexibel sein, panisch werden und das Schiff verlassen wollen. Sie können diese Realitäten ignorieren, sie kleinreden, versuchen sie zu kontrollieren oder ihre Existenz abstreiten. In anderen Worten haben Sie die Möglichkeit, auf emotional unintelligente Weise an die Unwägbarkeiten der Liebe und des Lebens heranzugehen. Natürlich können Sie sich auch für den Weg der Liebesintelligenz entscheiden.

Die Entscheidung zur Beharrlichkeit in der Liebe wird Ihre inneren Ressourcen und Ihren Mut fordern und Ihrem Partner helfen, diese Eigenschaften auch bei sich zu entwickeln. Auf diesem Weg erwerben Sie eine praktische und optimistische Haltung, ohne dabei in eine übertriebene und unrealistische Zuversicht zu verfallen. Die Letzte Form von Fröhlichkeitsoptimismus würde Ihre Fantasie und Vorstellungskraft nämlich nur derart aufblähen, dass es sich anfühlt wie nach einem Schlag in die Magengrube, falls es doch nicht so klappt, wie Sie es sich erhofft haben.

Wenn Sie lernen, durchzuhalten und das Gelernte weiter zu üben, werden Sie in der Lage sein, über Ihre Gefühle zu sprechen und einander zu motivieren. Zum richtigen Zeitpunkt werden Sie schon den gewünschten Kredit erhalten und sich beruflich verbessern, während Ihre Schwiegereltern darüber hinwegkommen, dass Sie zu Weihnachten nach Hawaii anstatt zu ihnen geflogen sind.

Beharrlichkeit und emotionale Widerstandsfähigkeit macht Sie offen für konstruktive Kritik anderer. Sie können Ihre Gefühle von dem trennen, was Sie sich von Ihrem Partner anhören müssen, solange dieser respekt- und liebevoll mit Ihnen spricht. Destruktive Kritik, die in einem barschen, abwertenden Tonfall angebracht wird, kann selbst guten und stabilen Beziehungen Schaden zufügen.

Ein Skirennen

In der Liebe, zumindest wenn sie von Dauer sein soll, ist es wie bei einem alpinen Skirennen, das man erst nach jahrelangem Training gewinnt. Am Start bekommt man einen gewaltigen Schubs, sodass man die ersten Unebenheiten mühelos überwindet. Dann wird die Piste steiler, die Buckel sind vereist, und die Spur wird schmaler. Es wird immer schwieriger, den Stock in den festen Schnee zu stoßen, und manchmal schafft man es gar nicht. Nach einer Weile wedelt man schließlich bergab, und die Piste wird wieder flacher, so dass man aufatmen und die Zielgerade überqueren kann. Die Abfahrt erfordert Mut, emotionale Flexibilität, eine Menge Selbstbewusstsein und den Willen zum Erfolg.

In Beziehungen gibt es viele Ursachen für Unebenheiten, Buckel und steile Pisten. Hindernisse und Störfaktoren können Sie jederzeit aus der Bahn werfen und dafür sorgen, dass Sie einen ordentlichen Sturz bauen. Ohne die richtige emotionale und psychische Ausrüstung stranden Sie möglicherweise auf dem Berg. Manchmal müssen Sie das Rennen sogar aufgeben. Das heißt nicht, dass Sie es nicht versucht haben, aber Sie könnten sich wie Pat in der folgenden Geschichte damit abfinden müssen, dass sich die Bedingungen auf der Piste nie zum Besseren verändern werden.

Pat: Eine liebesintelligente Entscheidung

Nach vierzehn Jahren, in denen sie nicht als Person akzeptiert wurde, wusste Pat, dass sie sich aus ihrer Ehe verabschieden musste. In ihrer Beziehung fühlte sie sich völlig allein gelassen, machte sich ständig Sorgen um die Zukunft und hatte sogar Albträume, die sich alle um die Frage drehten, was aus ihrem Leben werden sollte, wenn ihre Kinder erst einmal erwachsen waren. „Meine Ehe war ein großes schwarzes Loch. Ich bekam nicht die geringste emotionale Unterstützung. Mein Mann hat mich kein einziges Mal gefragt, warum ich unglücklich war, obwohl er es wusste, weil ich ständig über meine Traurigkeit sprach." Sie glaubte, ihr Mann habe Angst gehabt, den Grund für ihr Unglück zu erfahren, der darin bestand, dass sie mehr vom Leben wollte. Sie wünschte sich einen Partner, der sie in ihrem Wachstumspotenzial ermutigte. Als Pat ihm mitteilte, dass es zwischen ihnen nicht mehr so weitergehen könne, wusste sie, dass die Trennung sie einen hohen finanziellen und emotionalen Preis kosten würde. Aber ihre Integrität als Person stand auf dem Spiel.

Pats Entscheidung fiel, nachdem sie viele Jahre lang von ihrem Partner abgewertet worden war. „Mein Mann Joel ist nie auf meine Vorschläge eingegangen, wenn nicht jemand anderer sie wiederholt hat. Joel machte sich über meine 'Spiritualität' und auch darüber lustig, dass ich meinen Kindern verbot, bei McDonald's zu essen. Er hielt es sich selbst zugute, dass ich meine Schwesternausbildung beendete, und das obwohl ich Jahrgangsbeste war und die Abschlussrede hielt. Wenn wir vor unserer Hochzeit noch weitere sechs Monate miteinander gegangen wären, wäre es nie so weit gekommen."

Vor ihrer Ehe mit Joel hatte Pat eine zweijährige Partnerschaft mit Robert geführt, von dem sie sagt: „Er war der einzige Mann, mit dem ich je eine emotionale Verbindung herstellen konnte. Allerdings gehörte er einer anderen Religionsgemeinschaft an und stammte aus einer sehr gläubigen Familie. Deshalb hat er die Beziehung beendet." Pat erinnert sich: „Bei Robert fühlte ich mich immer wie ein besserer Mensch."

Nach der Trennung von Robert heiratete Pat Joel, um sich über den Verlust hinwegzutrösten. Sie wechselte von einem Mann, mit dem sie über alles reden konnte, zu einem, der niemals über seine Gefühle sprach. Heute bedauert sie es nicht, ihre Ehe beendet zu haben. Ihre Unabhängigkeit und ihr Selbstwertgefühl haben keinen Schaden genommen. Vor einigen Jahren hat sie den inzwischen glücklich verheirateten Robert angerufen. Ihr Gespräch bestätigte ihre Einschätzung, dass er ein guter und emotional intelligenter Mensch ist. Obwohl sie sich inzwischen hin und wieder mit einem Mann trifft, bleibt sie heute lieber allein. Pat hat beschlossen, so lange zu warten, bis ein anderer „Robert" in ihr Leben tritt.

Zur Liebesintelligenz gehört, dass beide Partner unabhängig denken und autonom fühlen. Sie verstehen ihre unterschiedlichen Bedürfnisse ebenso wie die Bedürfnisse der Beziehung. Pat wusste, wie eine liebesintelligente Partnerschaft aussehen konnte, und war nicht länger bereit, es in einer Ehe auszuhalten, in der ihre Gefühle, Ideen und ihre Spiritualität ignoriert wurden.

Die Dauer einer Beziehung hängt davon ab, dass beide Partner sich eine unverwechselbare und einzigartige Identität und Emotionalität bewahren. Jeder von Ihnen hat ein eigenes Leben und eine eigene innere Gefühlswelt. Sie spüren, wenn Sie sich in einer Verbindung verlieren; Sie wissen, wenn Ihre Vorlieben und Einstellungen respektiert und nicht verurteilt werden, und Sie sind sicher, was Sie tun müssen, um Ihre Ganzheit und Identität zu bewahren.

Übung: Schätzen Sie Ihre Beziehung ein

Nun müssen Sie ehrlich die Bilanz Ihrer Partnerschaft ziehen. Vielleicht sind Sie wie Pat freiwillig allein. Vielleicht befinden Sie sich in einer unbefriedigenden Beziehung, in der Sie Ihre Bedürfnisse und Gefühle unterdrücken. Oder Sie führen eine dynamische, für beide Seiten erfüllende Partnerschaft, in der Sie Sie selbst sein und Ihre Gefühle ausdrücken können. Wenn Sie diese Frage beantwortet haben, wird Ihnen möglicherweise einiges klar. Während der Übung achten Sie bitte darauf, welche Emotionen sie in Ihnen auslöst. Die Aufgabe ist persönlich und sollte allein durchgeführt werden. Schreiben Sie alles auf, was Ihnen beim Beantworten der Fragen einfällt, und halten Sie die Gefühle fest, die Sie beim Niederschreiben jeder Idee und jedes Gedankens empfinden.

Um mit einem Partner zusammenzuleben – und manchmal auch zum Alleinsein –, braucht man Liebesintelligenz. Halten Sie sich das vor Augen, wenn Sie die folgenden Fragen beantworten:

1. Möchten Sie lieber mit einem Partner zusammenleben, der Ihnen sagt, was Sie denken, wie Sie sein und was Sie tun sollen, oder mit jemandem, der Sie auffordert, stark zu sein, an Ihre Ansichten und Prinzipien zu glauben und Ihre Unabhängigkeit zu bewahren?
2. Wären Sie lieber allein als mit jemandem zusammen, der Ihr Wachstum und die Veränderungen, die Sie bereits vollzogen haben, bedroht und der Sie an Ihrer Weiterentwicklung hindert? Allie sagte uns: „Das Mutigste, was ich je getan habe, war jemanden zu verlassen, den ich liebte, weil ich wusste, dass er nicht der Richtige für mich war. Jetzt bin ich allein, und es ist schwer, aber es ist besser, als eine Lüge zu leben und in meinem Partner falsche Erwartungen zu wecken."
3. Können Sie zu Ihrem Partner offen und ehrlich sein? Können Sie es akzeptieren, dass Sie in strittigen Punkten unterschiedlicher Ansicht sind, und den Standpunkt des anderen anerkennen?
4. Betrachten Sie Ihre Beziehung als kreativen Prozess des beiderseitigen Wachstums.
5. Leben Sie gern allein? Frauen, die sich ohne Mann unvollständig fühlen, stellen, wenn sie allein sind, häufig fest, dass ein anderer Mensch ihre Probleme nicht löst und sie auch nicht ergänzt. Sie sind bereits ein vollständiger Mensch.
6. Glauben Sie, dass es Ihnen mit Ihrem Partner besser geht als allein, weil Sie Emotionen und Probleme miteinander teilen können?
7. Wie ist es um Ihr Selbstwertgefühl bestellt? Fühlen Sie sich mit Ihrem Partner ebenso wohl wie allein?
8. Nachdem Sie alle oben aufgeführten Fragen zu Ihrer Zufriedenheit beantwortet haben, machen Sie eine Liste aller Aspekte Ihrer Beziehung, um die es sich zu kämpfen lohnt. Fällt Ihnen kaum etwas ein, das Sie am Zusammenleben mit Ihrem Partner schätzen? Oder sprudeln Sie über vor Ideen? Das Tempo Ihrer Gedanken ist ein Hinweis auf den Grad der Nähe und Zuneigung in Ihrer Beziehung.

Sich wegducken oder kämpfen

Alle Beziehungen ändern sich mit der Zeit: Man wird älter, die Bedürfnisse wandeln sich, man sieht die Dinge anders, und das Leben beeinflusst einen auf geheimnisvolle Weise. Manche werden abgeklärter, liebevoller und mitfühlender, andere verbittern. Aufgrund Ihrer Erfahrungen sind Sie inzwischen möglicherweise gefühlloser und unsensibler als zu Beginn Ihres Erwachsenenlebens. An diesem Punkt müssen Sie sich die folgende Frage stellen: Möchten Sie ein Opfer der Umstände bleiben und sich an negative Erlebnisse und unproduktive Beziehungen klammern? Oder wollen Sie selbstbestimmt werden und allein entscheiden, welches Leben Sie führen, mit wem Sie das tun und wen Sie lieben wollen?

Liebesintelligenz macht Sie mutiger, und Ihre Bereitschaft wächst, sich selbst und Ihre Partnerschaft genau unter die Lupe zu nehmen und einen Blick in Ihre Seele zu wagen. Liebesintelligenz gibt Ihnen die Courage, ehrlich zu sich selbst und zu Ihrem Partner zu sein und Missbilligung, Widerspruch, Kritik oder sogar Zurückweisung zu riskieren. Der Mut der Liebesintelligenz ermöglicht es Ihnen, sich die folgenden Fragen zu stellen:

- ♥ Lerne und wachse ich mit meinem Partner?
- ♥ Werde ich durch meinen Partner ein besserer Mensch?
- ♥ Wenden wir unsere Liebesintelligenz erfolgreich an, und lernen wir genug übereinander, um weiterhin zufrieden zu sein?
- ♥ Ist das Leben mit meinem Partner inzwischen so, als müsste ich eine bittere Pille nach der anderen schlucken?
- ♥ Haben wir die Zeit, die Motivation und den Antrieb, mehr zu tun, als uns mit unserer Beziehung im jetzigen Zustand abzufinden, und sie stattdessen zu etwas Außergewöhnlichem zu machen?

In Ihrer Beziehung liegt einiges im Argen, wenn ...

1. **In Ihrer Partnerschaft liegt einiges im Argen, wenn einer von Ihnen (oder beide) nicht mehr so engagiert ist wie früher.** Vielleicht ist es Ihnen zu mühsam, Zeit und Energie in die Beziehung zu investieren, damit sie funktioniert, und Sie fühlen sich stattdessen davon eingeengt.
   Liebesintelligente Beziehung: In Verbindungen mit einem hohen Liebes-IQ sind beide Partner stark engagiert und haben den gesunden Optimismus, dass Probleme und offene Fragen geklärt werden können, wenn man ehrlich darüber spricht. Beide sind bereit, Kompromisse zu schließen und dem anderen auf halbem Wege entgegenzukommen. Sie wissen, dass ihre Partnerschaft in ihrem Leben eine zentrale Rolle spielt. Wenn ein unlösbares Problem auftritt – eines, bei dem kein Kompromiss möglich ist –, ist es vielleicht besser, damit zu leben, anstatt die Beziehung zu gefährden.
   In einer liebesintelligenten Beziehung bedeutet Engagement für den Partner, dass man beharrlich bleibt. Man gibt nicht auf, wenn es zu Meinungsverschiedenheiten kommt, sondern findet eine Lösung, die die Verbindung stärkt. Das kann durchaus heißen, dass man die abweichende Meinung des Partners einfach akzeptiert.
2. **In Ihrer Partnerschaft liegt einiges im Argen, wenn einer von Ihnen (oder beide) nicht bereit ist, sich der Beziehung zuliebe zu ändern.** Vielleicht glauben Sie, sich etwas zu vergeben und die Alleinschuld für den Konflikt mit Ihrem Partner auf sich zu nehmen, wenn Sie den Willen zur Veränderung zeigen. Falls Sie überzeugt davon sind, dass allein Ihr Partner schuld sei und nur er sich verändern solle, damit Ihre Verbindung eine Chance hat, fehlt es Ihnen an persönlichem Verantwortungsgefühl.
   Liebesintelligente Beziehung: Ihre Verbindung hat dann einen hohen Liebes-IQ, wenn Sie und Ihr Partner sich klar darüber sind, dass Schwierigkeiten niemals etwas Einseiti-

ges sind. Die Frage ist nicht, wer Recht oder wer Unrecht hat. Sie beide haben den Mut, die Verantwortung für Probleme zu übernehmen. Sie vermeiden Schuldzuweisungen und Vorwürfe und erkennen, dass Sie unterschiedlich an das Leben herangehen. Sie wissen, dass es meistens kein Zeichen von Schwäche und Kapitulation ist, wenn Sie sich Ihrem Partner zuliebe ändern oder ihm auf halbem Wege entgegenkommen.
Stattdessen werden die Veränderungen, zu denen Sie sich bereit erklären, zu Meilensteinen Ihres persönlichen Wachstums und vertiefen die Sicherheit innerhalb Ihrer Beziehung. Wenn beide Partner die Verantwortung teilen und sich nicht verschließen, schweißt sie das enger zusammen. Anstatt Ihren Partner zu kritisieren und ihm Charakterfehler vorzuwerfen, bleiben Sie beim anstehenden Problem, und da Sie meist ein empathischer Zuhörer sind, gelingt es Ihnen auch, es zu lösen.

3. **In Ihrer Beziehung liegt einiges im Argen, wenn einer von Ihnen (oder beide) darauf beharrt, dass der andere das Problem ist.** Aufgrund dieser Haltung sehen Sie keinen Anlass, sich zu ändern, und verlangen stattdessen von Ihrem Partner, dass er es tut, damit es in der Beziehung wieder läuft. Verhält sich Ihr Partner dann nicht so, wie Sie wollen, werden Sie wütend auf ihn und immer unglücklicher.
   Liebesintelligente Beziehung: Wenn Sie und Ihr Partner vereinbaren, angesichts eines Problems zumindest einen gewissen Prozentsatz der Schuld und der Verantwortung zu teilen, wird sich die Kluft zwischen Ihnen schließen. Sie beharren nicht auf Ihrem Standpunkt und erklären Ihren Partner zum Sündenbock, der das jüngste Missverständnis oder die letzte Meinungsverschiedenheit verursacht hat. Bevor Sie einen Teil der Schuld auf sich nehmen, ist allerdings eine Deeskalation des Konflikts und eine empathische Reaktion Ihres Partners nötig. Die Basis dazu bietet das gegenseitige Vertrauen, das Ihrer Beziehung eigen ist.

Vertrauen bedeutet, auch Verletzlichkeit zu zeigen. Sie beide können einander Ihre Fehler und Schwachstellen offenbaren, in dem Wissen, dass sie nicht gegen Sie, sondern in Ihrem Sinne verwendet werden, damit Sie eine Lösung finden.

4. **In Ihrer Beziehung liegt einiges im Argen, wenn Sie deprimiert und unglücklich mit sich selbst sind und von Ihrem Partner erwarten, dass er etwas sagt oder tut, damit es Ihnen besser geht.** Indem Sie von Ihrem Partner verlangen, dass er Ihre Defizite ausgleicht, bürden Sie ihm eine unerfüllbare Aufgabe auf und werden deshalb immer wieder enttäuscht werden.
   Liebesintelligente Beziehung: Als Mensch mit hohem Liebes-IQ wissen Sie, dass ein jeder seines eigenen Glückes Schmied ist. Ihr Partner kann das nicht für Sie leisten; Sie müssen es selbst tun. Er kann Sie zwar aufmuntern und Sie dazu anregen, Ihren Problemen auf den Grund zu gehen, doch Liebesintelligenz bedeutet, dass Sie selbst die Umstände herbeiführen, die Erfüllung und Zufriedenheit in Ihr Leben bringen. Glück können Sie mit Ihrem Partner nur teilen, er ist nicht in der Lage, es Ihnen zu geben.
5. **In Ihrer Beziehung liegt einiges im Argen, wenn Sie ein niedriges Selbstbewusstsein haben.** Ihre Einstellung zu sich selbst, Ihre Erwartungen an Ihren Partner und Ihr Umgang mit ihm hängen hauptsächlich von Ihrem Selbstbewusstsein und Ihrer Selbstachtung ab. Wenn Sie sich selbst nicht verstehen oder achten, können Sie auch nicht erkennen, wie Sie auf Ihren Partner wirken. Ihre Probleme sind Ihnen ein Rätsel, und Sie geben Ihrem Partner die Schuld daran, dass Sie unglücklich sind. Sie werden in Ihrer Beziehung keine konstruktiven Entscheidungen treffen. Ihre Partnerschaften spiegeln dieses mangelnde Verständnis und Ihre nicht vorhandene Selbstachtung wider. Vor allem werden Sie immer wieder an Menschen geraten, deren Haltung Ihnen gegenüber ähnlich ist wie Ihre eigene. Spiegelt Ihr Partner dann Ihre mangelnde Selbstachtung, reagieren Sie mit Wut.

Erwarten Sie nicht, dass er Sie mag, solange Sie sich nicht selbst mögen – zumindest nicht langfristig.

Liebesintelligente Beziehung: Ihre Liebesintelligenz zeigt sich in Ihrer positiven Selbstachtung, darin, dass Sie sich in Ihrer Gesamtheit akzeptieren und sich selbst vor Schaden schützen. Ihre Erwartungen an Ihren Partner – und das, was Sie ihm dafür geben – hängen eng und unauflöslich mit der Unterstützung zusammen, die sie einander bieten. Diese Art von Unterstützung fördert die Achtung, die Sie für sich selbst empfinden, ebenso wie die Selbstachtung Ihres Partners. Es ist eine gegenseitige Hilfe, die zu Wachstum, Veränderung und Individualität sowie zur Gedanken- und Entscheidungsfreiheit anregt, damit Sie – allein und gemeinsam – die Dinge tun können, die Ihnen wirklich wichtig sind.

6. **Sie wissen, dass in Ihrer Beziehung einiges im Argen liegt, wenn Sie und Ihr Partner weder wachsen noch sich verändern.** Wenn einer von Ihnen das Gefühl hat, zu stagnieren oder in einer Sackgasse zu stecken, wenn sich in Ihrer Beziehung ein vorhersagbarer langweiliger Alltag breit macht und wenn Sie beide zögern, zu wachsen und sich zu verändern, stecken Sie wirklich in Schwierigkeiten. Ist es bei Ihnen schon so weit gekommen, dann legt einer von Ihnen (oder beide) eine niedrige Liebesintelligenz an den Tag. In einer derartigen Situation neigen Sie womöglich sogar dazu, einander in Ihrer Zögerlichkeit zu bestärken. Doch Menschen verändern sich nun einmal, ob sie wollen oder nicht.

   Die ganze Natur ist einem ständigen Wandel unterworfen, und dasselbe gilt auch für Sie. Wenn Sie und Ihr Partner sich nicht aktiv verändern, werden Sie irgendwann nicht mehr Ihr volles Potenzial ausschöpfen, und das kann Sie wirklich unglücklich machen und zu guter Letzt zu der Frage führen: „Soll das schon alles gewesen sein?“ Sollten Sie oder Ihr Partner die Sehnsüchte des anderen unterdrücken, werden die Hoffnungen und Träume von einer gemeinsamen Zukunft bald von Ablehnung, Wut und Feinseligkeit abgelöst. **Liebesintelligente Beziehung:** Ein Partner mit hoher Liebesintelligenz ermutigt Sie, zu tun, was Sie wollen, und zu sein, wer Sie sein möchten. Das stärkt das Band der Liebe, die Sie füreinander empfinden, da Sie sich um Ihrer selbst willen unterstützt und geliebt fühlen. Selbstverständlich helfen Sie Ihrem Partner auf dieselbe Weise.

Das „Ich gebe auf und gehe“–Syndrom

Um die unvermeidlichen Probleme in einer Partnerschaft zu überwinden, braucht man Beharrlichkeit und Mut. Einige Menschen hingegen geben zu früh auf und ziehen es vor, eine Beziehung zu beenden, anstatt an ihr zu arbeiten. Sie sind wie Spieler, die rechtzeitig aussteigen, um ihre Verluste zu begrenzen, und sich aus dem Staub machen. Kommt es zu Schwierigkeiten, sehen sie nur zwei Alternativen: Entweder ändert sich der Partner, um den Missstand zu beheben, oder sie gehen. In den meisten Fällen gehören zwei dazu, um eine Verbindung entweder aufrechtzuerhalten oder zu zerstören. Manchmal jedoch liegt die Verantwortung für das Scheitern nur bei einem von beiden.

Für gewöhnlich hat der Betreffende wenig oder kein Interesse daran, viel über sein Innerstes zu lernen. Je weniger man über sich selbst und seine Werte, Einstellungen, Vorlieben und Abneigungen – also über die Gesamtheit seiner Persönlichkeit – weiß, desto größer sind die Chancen, dass man sich mit einem neuen Partner einlässt, der einen dann – Überraschung! – mit denselben Problemen konfrontiert. Und das obwohl man doch durch die Trennung eigentlich ausdrücklich die Absicht bekannt gegeben hat, sich in Zukunft nicht mehr mit diesen Punkten zu beschäftigen. Allerdings sind nicht alle Beziehungen von Dauer, und nicht alle Menschen, ganz gleich ob liebesintelligent oder nicht, sind füreinander bestimmt.

Lückenbüßer- und Ersatzbeziehungen

Einige Beziehungen erfüllen einen Zweck und haben nur in einer bestimmten Lebensphase eines Menschen Bedeutung. Ist diese Phase abgeschlossen, haben sie ausgedient und werden vielleicht sogar als erstickend und einengend empfunden. So können Ersatzbeziehungen eine Lücke füllen und die Stimmung heben, solange man den Schmerz und die Wut nach einer Trennung noch nicht überwunden hat. Ersatzbeziehungen können nach einer Scheidung dazu beitragen, das Selbstbewusstsein zu fördern und emotionale Wunden zu heilen. Solche Liaisons darf man nicht verurteilen. Sie können, abhängig von den Bedürfnissen der beiden Partner, kurz sein oder eine ganze Weile andauern, und manchmal bringen sie die Betroffenen auch weiter.

Einige Menschen gehen jedoch aus den falschen Gründen eine Partnerschaft ein: um dem Elternhaus zu entrinnen, um sich an einem Verflossenen zu rächen oder – bei jungen unreifen Personen – um durch die Wahl eines unpassenden Partners gegen die Eltern zu rebellieren und sich als Erwachsene darzustellen. Einige Beziehungen sind bald wieder zu Ende, andere dauern jahrelang an, bis einer der beiden Partner stirbt. Manchmal begegnen sich zwei Menschen, die wie füreinander geschaffen zu sein scheinen, bis der eine sich liebesintelligent weiterentwickelt, während der andere stagniert. Menschen verändern sich ebenso wie die Regeln, und ohne Flexibilität und die Fähigkeit, sich auf diese Veränderungen einzulassen und sie mitzutragen, geht es mit der Beziehung bergab, bis sie irgendwann scheitert.

Menschen wachsen nicht immer zusammen, sondern entwickeln sich zuweilen eben auch auseinander. Liebesintelligenz bedeutet, dass man beharrlich bleibt, flexibel auf seinen Partner eingeht und die Veränderungen, Überraschungen und auch die Schocks, mit denen man in seiner Beziehung konfrontiert werden wird, als Herausforderung begreift. Allerdings ist es unsinnig zu beharren, nachdem alle Versuche, die Beziehung zu retten, gescheitert sind. Dann ist der Zeitpunkt gekommen, Ihren Mut, Ihre Beharrlichkeit und Ihre Widerstandsfähigkeit zu nutzen, um sich aus der Beziehung zu befreien und Ihr eigenes Leben zu führen.

Wenn Sie in einer Partnerschaft leben, die in eine Sackgasse geraten ist, und Sie sehr unglücklich sind, sollten Sie keine Zeit und Kraft mehr in dieser tragischen Situation vergeuden. Falls Sie Ihrem Partner die Schuld daran geben und ihn für Ihr Unglück verantwortlich machen, züchten Sie nur Wut und Feindseligkeit. Haben Sie das Gefühl, dass Ihre Seele stirbt und dass Sie weder wachsen noch ein Leben nach Ihren Vorstellungen führen können, müssen Sie gehen und Ihr Leben verändern.

Liebesintelligenz bedeutet zu verstehen, dass das Ende einer Partnerschaft einen nicht automatisch zum Versager stempelt. Aller Wahrscheinlichkeit nach ist es eher ein Zeichen von Wachstum, da man genug Selbstachtung besessen hat, eine unglückliche Beziehung zu beenden. Vermutlich werden Sie beim nächsten Mal eine bessere Behandlung einfordern. Schließlich möchten Sie Ihre Liebe einem Menschen schenken, der sie auch zu schätzen weiß und sie erwidert. Wer in einer Partnerschaft mit einem Menschen lebt, der einen niedrigen Liebes-IQ besitzt, fühlt sich leicht gefangen und wie gelähmt. Wenn Sie glauben, keine Wahl zu haben, oder nicht wagen, den befreienden Schritt zu machen, werden sich die unangenehmen Elemente der Beziehung noch verstärken. Es stimmt, dass einige Leute eine solche Angst vor dem Alleinsein haben, dass Sie lieber leiden und sich in destruktiven Beziehungen zerbrechen lassen, als das Risiko einzugehen, sich zu befreien und sich neue Möglichkeiten zu eröffnen, indem sie gehen und von vorne anfangen. Für viele Menschen ist die Entscheidung, jemanden zu verlassen, wie eine Besteigung des Mount Everest. Dennoch finden diejenigen, die den anstrengenden Aufstieg Zentimeter um Zentimeter wagen, zu ihrem wahren Selbst und irgendwann auf dem Gipfel auch die wahre Liebe.

Hier einige nützliche Aussagen, die Sie sich vor Augen halten sollten, wenn Ihre Beziehung trotz aller Bemühungen, sie zu retten, gescheitert ist:

1. Ich fühle mich in Gegenwart meines Partners immer unglücklich, ganz gleich, wie viel Zeit wir auch miteinander verbringen.
2. Ich möchte den Großteil meiner Zeit allein und ohne meinen Partner verbringen, selbst wenn ich ihn während der Woche kaum sehe.
3. Die Spannung zwischen uns kann man mit Händen greifen. Sie lässt erst nach, wenn ich nicht mit meinem Partner zusammen bin.
4. Ich empfinde einen emotionalen Abstand zu meinem Partner, ohne dass mich das stören würde. Ich habe auch keinerlei Motivation, etwas dagegen zu tun.
5. Ich denke immer öfter darüber nach, wie ich mich aus der Beziehung befreien kann, insbesondere nach dem letzten Streit.
6. Ich vertraue meinem Partner nicht. Ganz gleich, was er auch sagt oder tut, er kann mich nicht vom Gegenteil überzeugen.
7. Mein Partner missbraucht Alkohol und Drogen. Er will sich partout nicht helfen zu lassen und streitet das Problem ab. Ich kann es nicht länger ertragen.
8. Der Gedanke, mit meinem Partner alt zu werden, ängstigt und deprimiert mich.
9. Ich habe keine Lust, meinem Partner meine Gedanken und Gefühle mitzuteilen, weil es mich einfach nicht mehr interessiert.

10. Ich fühle mich, als lebte ich mit einem Fremden. Was habe ich je an ihm gefunden?
11. Ich habe das Gefühl, als wären mein Partner und ich „zwei Schiffe in der Nacht", die nur auf der Durchreise sind. Inzwischen ist es mir egal, was er denkt oder fühlt.
12. Ich fühle mich wie betäubt. Ich ärgere mich nicht mehr über das störende Verhalten meines Partners.
13. Ich male mir aus, mein Partner wäre weit weg oder sogar tot (das ist eine typische Methode, ihn loszuwerden und Ruhe vor ihm zu haben).

Nicht alle Beziehungen enden mit viel Lärm, Drama und Konflikten. Einige sterben ganz leise, wenn einer oder beide Beteiligten entscheiden, dass der Zeitpunkt gekommen ist. Wie bereits gesagt, bedeutet das Ende einer Partnerschaft nicht, dass jemand versagt hat. Es ist hilfreich, sich an das Glück und die schöne Zeit mit Ihrem Liebsten zu erinnern. Auch wenn diese Erinnerungen schmerzhaft sind, helfen sie Ihnen, sich selbst zu verstehen und zu erkennen, warum Sie mit diesem Menschen zusammen waren. Sie waren gemeinsam glücklich und hatten schöne Tage. Ihre gesamte Beziehung als Fehler zu sehen, nur weil sie vorbei ist, hieße, alle positiven Seiten zu negieren. Vergessen Sie nicht, dass es das größte Scheitern von allen ist, eine Beziehung am Leben zu erhalten, nur weil man seinen eigenen Fähigkeiten nicht vertraut.

Wenn die Liebesintelligenz Ihnen den Weg weist und Mut und Beharrlichkeit Sie beflügeln, wird Ihnen im Leben und in der Liebe auch weiterhin Erfolg beschieden sein. Sie können lernen, ohne Bedauern in die Vergangenheit zu blicken und all das wertzuschätzen, was Sie erlebt haben. Dann werden Sie wissen, dass Ihr Leben erfüllt ist, und lernen, sich in der Liebe ebenso klug zu verhalten.

Am Ende dieses Buches hoffen wir, dass Sie das Risiko eingehen werden, Ihrem Partner näher zu kommen, sich selbst kennen zu lernen, Ihre Gefühle zu mobilisieren und einander sowohl in Ihrem gemeinsamen Wachstum als auch auf Ihren getrennten Wegen zu unterstützen. Ob Sie in einer Beziehung leben oder nicht, sind und bleiben Sie trotzdem das tapfere neue Ich – ein Mensch, der die Freude genießen und den Schmerz ertragen kann, der weiß, wie die Liebe entsteht und vergeht, und der die immer währende Liebe kennt, die daraus entspringt, dass man sich selbst und anderen gegenüber ehrlich zu seinen Gefühlen steht. Sie wissen um den Wert Ihrer Selbstachtung und Intuition. Wir wünschen Ihnen viel Liebesintelligenz, Leidenschaft und die Fähigkeit, Anteil an den Gefühlen anderer zu nehmen.

Testauswertung

Die Antworten, die für hohe Liebesintelligenz sprechen, lauten:

1-b, 2-c, 3-a, 4-c, 5-b, 6-d, 7-b, 8-b, 9-d, 10-b, 11-b, 12-c, 13-a, 14-c, 15-d, 16-a, 17-c, 18-b, 19-b, 20-c.

Gleichen Sie diese nun mit Ihren Antworten ab und zählen Sie alle richtigen Antworten zusammen.

Wenn Sie 18 bis 20 Fragen richtig beantwortet haben, verfügen Sie über ausreichend Liebesintelligenz.

Wenn Sie 15 bis 17 Fragen richtig beantwortet haben, sind Sie auf dem richtigen Weg, sollten aber Ihre Kenntnisse auffrischen.

Wenn Sie zwölf bis 14 Antworten richtig haben, ist es dringend erforderlich, dass Sie Ihren Liebesquotienten erhöhen.

Haben Sie dagegen nur elf oder weniger Fragen richtig beantwortet, sollten Sie keine neue Beziehung beginnen, bevor Sie dieses Buch gelesen haben.

Literaturverzeichnis

Austen, J., *Verstand und Gefühl*, Reclam, Leipzig 2001

Barnett, R. und C., Women, men, work and family: A Janet Sibley Hyde expansionist theory, in: *American Psychologist* 56 (10) 2001, S. 781-796

Blumstein, P. und P. Schwartz, *American Couples,* William Morrow, New York 1983

Branden, N., *The Art of Living Consciously. The Power of Awareness to Transform Everday Life,* Simon & Shuster, New York 1997

Fisher, H., Anatomie der Liebe: Warum Paare sich finden, sich binden und

auseinander gehen, Droemer Knaur, München 1995

Freud, S., *Der Wolfsmann vom Wolfsmann. Mit der Krankengeschichte des Wolfsmannes von S. Freud,* herausgegeben von Muriel Gardiner, Fischer, Frankfurt 1972

Goleman, D., *Emotionale Intelligenz, EQ,* dtv, München 1997

Hatfield, E., Passionate and compassionate love, in: *The Psychologie of Love*, herausgegeben von R. J. Sternberg und M. L. Barnes, Yale University Press, New Haven 1989

Hatfield, E. und R. Rapson, Love and attachment processes, in: *Handbook of Emotions*, herausgegeben von M. Lewis und J. Haviland, Guilford Press, New York 1993

Hawthorne, N., *Der scharlachrote Buchstabe*, Manesse, Zürich 1996

Lewis, M. und J. M. Haviland, *Handbook of Emotions,* Guilford Press, New York 1993

Liebowitz, M.. Love and attachment process, in: *Handbook of Emotions*, herausgegeben von M. Lewis und J. Haviland, Guilford Press, New York 1993

Maheu, M., R. Subotnick und S. Glass, *Infidelity on the Internet: Virtual Relationships and Real Betrayal*, Sourcebooks Trade, New York 2001

McLaren, K., *Emotional Genius: Discovering the Deepest Language of the Soul,* Laughing Tree Press, Columbia 2001

Ders., *Emotional Genius: Discovering the Deepest Language of the Soul,* Tonbandaufnahmen, Nightingale Conant, Chicago 2002

Myss, C., *Anatomy of the Spirit: The Seven Stages of Power and Healing*, Three Rivers Press, New York 1996

Philippon, D., Ecologies of love. Ein Interview mit Barry Lopez, aus: *Ruminator Review*, Nr. 12, Winter 2002–2003, S. 22–23

Plutchik, R., Emotions and their vicissitudes, Emotions and psychopathology, in: *Handbook of Emotions*, herausgegeben von M. Lewis und J. M. Haviland, Guilford Press, New York 1993

Scott, S., *Simple* Steps *to Impossible Dreams: The 15 Power of Secrets of the World's Most Successful People,* Simon & Shuster, New York 1999

Segal, J., *Emotional Intelligence: A Pratical Guide to Harnessing the Power of Your Instincts and Emotions,* Holt, New York 1997

Shaugnessy, M. F. und P. Shakesby, Adolescent sexual and emotional intimacy, in: *Adolescence* 27 (106) 1992, S. 475–480

Stendhal, *Rot und Schwarz,* Hanser, München 2004

Sternberg, R. J. und M. L. Barnes, *The Psychology of Love,* Yale University Press, New Haven 1988

Tennov, D., *Limerenz, über Liebe und Verliebtsein,* Kösel, München 1981

Ders., zitiert in *The Psychology of Love,* herausgegeben von R. J. Sternberg und M. L. Barnes, Yale University Press, New Haven 1989

Viscott, D., *I Love You, Let's Work It Out,* Pocket Books, New York 1987

Ders., *Emotional Resilence: Simple Truths for Dealing with the Unfinished Business of Your Life,* Crown Publishers, New York 1996

Danksagung

Ideen für ein Buch fallen vom Himmel, sie schweben in der Luft und erscheinen einem in der verschwommenen Phase des Schlafs, kurz bevor man aufwacht. Nicht so bei diesem.

Die Idee zu diesem Buch wurde vor vielen Jahren an einem Strand von Nantucket Island geboren, als die bereits verstorbene Marta Greene einen Stock aufhob und damit einen Kreis in den Sand zeichnete. Der Kreis stellte dar, wie ein verliebtes Paar auf ideale Weise zusammenfinden kann und wie Kompatibilität wirklich funktioniert. Diese unvergesslichen Gespräche mit Marta am Sconset Beach und die Unterhaltungen während ausgedehnter Spaziergänge mit zwei anderen Frauen (die beiden wissen, wer gemeint ist) haben mich, Mary, veranlasst, eine Gruppe zum Thema Liebesintelligenz zu gründen. Ich begann, mehr darüber zu lesen und zu erfahren, bis ich schließlich mit John zusammenkam und wir beide entdeckten, wie sehr man sich in einer Liebesbeziehung umgestalten und gegenseitig unterstützen kann – auch auf Dauer.

Philip hat Mary von Anfang an gelehrt zu lieben, und er, Tom, Barbara, Arthur, Carey und hoffentlich auch Wendy reihen sich in den Kreis der Liebe ein. Jeden Tag bringen uns Johns Patienten und Marys Studenten etwas bei, sie inspirieren und beeindrucken uns.

Wir möchten betonen, wie sehr wir unsere Kollegen und Mitarbeiter bei New Harbinger Publications bewundern und schätzen: Jueli Gastwirth, der dieses Buch gemeinsam mit Heather Michener durch sämtliche Entstehungs- und Entwicklungsphasen begleitet hat, unsere Lektorin Kayla Sussell, die mit Erfahrung und geübtem Auge unserem Text in der Schlussfassung diesen eleganten Schliff gegeben hat, und Lorna Garano, eine außergewöhnliche Publizistin.

Die folgenden Freunde, Familienmitglieder, Vorbilder, Geliebte, Fremde und Paare, die über Liebesintelligenz verfügen, haben uns inspiriert und auf unermessliche Weise zu diesem Buch beigetragen: Claudia LeMarquand und John Burdy, Peter und Ira Mendleson, Toni und Irvin Thompson, Hal Sporborg, Bill Hedberg, Dana und Bill Kennedy, Maggie Mancinelli, Laurie Jacobson, Louise und Larry Marwill, Sandra und Stewart Ray, Elena Vaida, Phoebe und Matt Bender, Jean Bender, Bea und Bob Herman, Rena und Dan Button, Bea und Sol Greenberg, Tom und Agnes Naughton, Glenn Veen und Beatrice Landolf, Joan Wick-Pelletier, Donna Cooper, Pat Walker, Janis Kent, Joan Curry, Brandi Ingersoll, Diana Roschko, Carline Davenport, Amanda Butler, Jodi Renner, Mimi Netter, Arvilla Cline, Betty Nathan, Lucille Stein, Marcia Scharfman, Charles und Xenia Stephens, Charles Anderson, Kathlyn Hatch, Rose und Paul Patrinos, Cousin Eppy, Bob Sager und John Gillespie.

Zu guter Letzt schulden wir Daniel Goleman aufrichtigen Dank. Er hat in seinem großartig recherchierten Buch *Emotionale Intelligenz* das Konzept, wie man sich in seinem Leben klug verhält, neu gestaltet und damit die theoretischen Grundlagen beschrieben, wie der sich emotionale Intelligenz in Liebesbeziehungen anwenden lässt. Ebenfalls danken wir der Familientherapeutin Maggie Clune aus Princeton, Dr. Lloyd Glauberman und Dr. Richard Mastrodonato, deren Fachwissen uns dabei geholfen hat, Liebesintelligenz zu definieren.

Über die Autoren

Mary und John Valentis sind Experten in Sachen Liebe und haben Sie zum Schwerpunkt ihrer beruflichen Tätigkeit gemacht. Mary Valentis arbeitet als Co-Autorin, schreibt Beiträge für verschiedene wissenschaftliche US-Magazine und unterrichtet an der State University of New York in Albany. Sie hält sowohl in den USA als auch in Europa Vorträge und Seminare u.a. zu romantischer Liebe und frauenspezifischen Themen. John Valentis hat sich als Psychotherapeut mit einer eigenen Praxis auf die Bereiche Motivation und Beziehungen spezialisiert. Er gibt Fortbildungsseminare für Ärzte und Therapeuten. Als Moderator einer Radiosendung berät er seine Hörer und tritt häufig in Fernsehsendungen als psychologischer Experte auf.